PRÉCIS INSTRUCTIF

SUR LES

BAINS DE VAPEUR

ET LES

BAINS RUSSES

A PROPOS DU

VAPORARIUM

ANNEXÉ AUX THERMES

DE BAGNÈRES-DE-BIGORRE

PAR Benjamin VIGNERTE

BAGNÈRES-DE-BIGORRE

DOSSUN, LIBRAIRE-ÉDITEUR, PLACE NAPOLÉON

1861

PRÉCIS INSTRUCTIF

SUR LES

BAINS DE VAPEUR

ET LES

BAINS RUSSES

A PROPOS DU

VAPORARIUM

ANNEXÉ AUX THERMES

DE BAGNÈRES-DE-BIGORRE

PAR BENJAMIN VIGNERTE

BAGNÈRES-DE-BIGORRE

DOSSUN, LIBRAIRE-ÉDITEUR, PLACE NAPOLÉON

1861

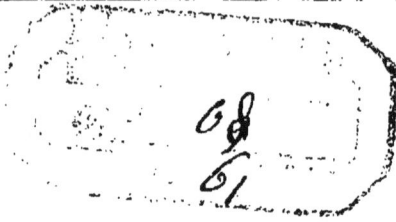

PRÉCIS INSTRUCTIF

SUR LES BAINS DE VAPEUR

ET LES

BAINS RUSSES

BUT DE CETTE PUBLICATION.

Les écrits publiés jusqu'à ce jour sur les bains de vapeur, les bains Russes, les bains Orientaux, n'ont pas réussi à propager l'usage de ces bains autant qu'il devrait l'être dans l'intérêt de la santé publique. Ce n'est pourtant pas le mérite, ni le savoir, qui manquent à ces traités spéciaux; mais ils ont peut-être le tort d'être trop

PRÉCIS INSTRUCTIF

SUR LES

BAINS DE VAPEUR

ET LES

BAINS RUSSES

A PROPOS DU

VAPORARIUM

ANNEXÉ AUX THERMES

DE BAGNÈRES-DE-BIGORRE

PAR Benjamin VIGNERTE.

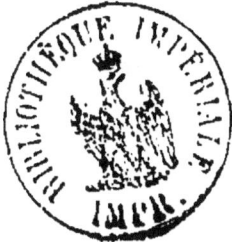

BAGNÈRES-DE-BIGORRE

DOSSUN, LIBRAIRE-ÉDITEUR, PLACE NAPOLÉON.

1861

BAGNÈRES-DE-BIGORRE.— IMPRIMERIE DOSSUN

longs, ou trop sérieux, pour le commun des lecteurs. Nous avons voulu, en conséquence, faire un petit livre pratique et instructif à l'usage de tout le monde. Dans ce but, nous avons recueilli et classé dans le meilleur ordre possible des matériaux puisés à diverses sources respectables, que nous avons soin d'indiquer toujours exactement, de façon que le lecteur puisse y recourir au besoin pour plus ample informé. Nous n'avons pas la prétention d'être un spécialiste; nous ne sommes qu'un modeste compilateur, un écrivain se proposant de répandre et de vulgariser d'utiles notions disséminées dans de gros livres qu'on n'achète pas, qu'on ne lit guère, pour une raison ou pour une autre.

Il règne, même parmi les classes éclairées de la société, de fâcheux préjugés contre les bains de vapeur et les bains Russes. Les inconvénients et les dangers qu'on leur prête n'existent pourtant que dans l'imagination de leurs détracteurs, souvent intéressés. La vérité est que ces bains n'ont jamais tué personne. Bien dirigée, leur administration n'offre rien de gênant, ni d'incommode pour les baigneurs des deux sexes. Enfin l'expérience, on peut le dire hardiment, a démontré jusqu'ici : d'un côté, la parfaite innocuité de ces bains, si ce n'est dans des cas exceptionnels qui sont assez rares et où leur contr'indication est évidente pour tout le monde; de l'autre, leur puissante action hygiénique et curative dans un très grand nombre d'indispositions et de maladies chroniques ou aiguës.

Notre livre a donc pour objet de dissiper d'injustes préventions, fruit de l'ignorance et de l'erreur. Nous venons rassurer une bonne fois la classe intéressante des malades et des baigneurs qui s'effraient mal à propos du sifflement de la vapeur dans une étuve; de l'obscurité relative et de la haute température qui y règnent par intervalles; des brusques transitions du froid au chaud qui constituent, à proprement parler, le bain

Russe. Craintes chimériques que tout cela!
Un seul bain suffit pour en faire justice.
Il ne faut pas non plus que les personnes
d'une complexion pléthorique, ou d'un tempérament sanguin, répugnent comme elles
le font, à entrer dans une pièce remplie de
vapeur chaude, de peur d'y étouffer ou d'y
gagner une congestion cérébrale; car on ne
saurait citer un seul accident de ce genre
survenu dans la vapeur qui ne se fût égale-
ment produit dans tout autre milieu, sous
l'empire des mêmes causes, des mêmes
prédispositions maladives. N'est-il pas vrai
qu'on peut mourir partout, même au bain?

Finalement, nous nous sommes proposé,
en écrivant cet opuscule, de donner à ceux
qui le liront des notions claires et précises
sur les bains de vapeur et les bains Russes,
leur mode d'administration et leur emploi
hygiénique ou curatif.

Pour procéder avec ordre dans ce travail,
nous dirons d'abord en quoi consistent l'un
et l'autre de ces bains examinés séparément;

comment ils s'administrent dans les divers établissements spéciaux et notamment aux *Thermes* de Bagnères-de-Bigorre.

En second lieu, nous rechercherons leur origine ancienne ou moderne; ce qui nous amènera à parler des bains chez les Grecs, chez les Romains, chez les Orientaux, chez les Russes.

Nous exposerons ensuite, en nous étayant de hautes autorités médicales, les effets hygiéniques et curatifs que ces bains produisent sur le corps humain en état de santé, ou de maladie.

Notre travail se terminera par la description et l'examen raisonné de certaines pratiques accessoires qui, dans certains cas spéciaux, doivent accompagner les bains de vapeur et les bains Russes, afin d'en compléter l'action salutaire.

Muni de ces courtes instructions, le baigneur n'aura pas besoin d'autres conseils pour s'introduire en toute sécurité dans un *vaporarium*, et nous pouvons lui prédire avec certitude qu'après quelques essais des bains que nous préconisons dans cet écrit, il s'en trouvera si bien qu'il n'en voudra pas discontinuer l'usage, ne fût-ce qu'au point de vue hygiénique et pour la conservation de sa santé.

CHAPITRE Ier.

LES BAINS DE VAPEUR.

—

Tout le monde connaît plus ou moins les bains de vapeur, ou se les représente facilement à l'imagination. — Vous êtes, je suppose, courbaturé, perclus par un rhumatisme, affligé d'une sciatique, etc., etc.; bref, vous avez besoin de transpirer copieusement pour sortir d'affaire. Avec ou sans la prescription du médecin, vous vous décidez, non sans quelque répugnance pour la première fois, à faire usage de bains de vapeur sèche ou humide, de vapeur d'eau minérale ou naturelle, ou bien de vapeur mixte. (Vous trouverez tout cela dans l'établissement thermal de Bagnères-de-Bigorre.)

A cet effet, vous vous déshabillez, et péné-

trez sous la conduite d'un garçon de bain,
fort peu vêtu comme vous, dans une vaste
étuve, autrement dit, dans une pièce remplie
de vapeur qu'y versent incessamment plusieurs bouches et conduits communiquant
avec une immense chaudière à vapeur, ou
avec de grands réservoirs d'eau minérale à une
haute température. Ces bouches et conduits
s'ouvrent et se ferment à volonté, de manière
à graduer, suivant les besoins, la température
et la quantité de vapeur. La pièce dont nous
parlons est, à Bagnères, tout en marbre comme
le reste du bâtiment; elle se divise en deux
grands compartiments égaux pour la sépa-
ration des deux sexes. Elle est disposée en
voûte dans sa partie supérieure, et s'étend dans
les deux tiers de sa profondeur en amphithéâtre avec gradins de marbre étagés et percés
de bouches de chaleur, sur lesquels viennent
s'asseoir les malades.

Là, dans cette pièce chaude et humide, vous
avez à remplir pendant vingt minutes environ
le rôle d'un véritable patient, en proie à la
vapeur qui vous cerne, qui vous presse, qui
vous pénètre par tous les pores, en sorte qu'à
un certain degré de chaleur votre pouls et vos
artères battent la générale, que vous respirez

péniblement, et que la sueur, qui a commencé d'abord à perler sur votre corps, s'en échappe bientôt par ruisseaux et par flaques tombant à vos pieds.

Cependant, pour diminuer l'intensité de la chaleur, et vous permettre de supporter le bain jusqu'au bout, le garçon vient de temps en temps vous éponger la tête et le visage avec de l'eau froide qui coule incessamment par un petit robinet dans une aiguière disposée à cet effet sur une des parois de la salle. Ce petit intermède vous délasse un peu et vous fait respirer plus à l'aise.

Enfin, vient un moment où vous n'y pouvez plus tenir; vous êtes épuisé, rendu; vous demandez à sortir du bain, et vêtu d'un peignoir comme à l'entrée, vous gagnez un cabinet voisin convenablement chauffé. Là vous vous étendez sur un lit de repos pour y continuer votre sueur sous des couvertures pendant une heure ou davantage. Après quoi, tout est fini; vous vous habillez et vous sortez de l'établissement beaucoup plus léger de poids que quand vous y êtes entré, peut-être aussi un peu affaibli, mais assurément moins perclus de vos membres et moins endolori.

Il y a des personnes qui, craignant l'obésité,

prennent des bains de vapeur pour se faire maigrir. Il paraît aussi qu'en Angleterre et même à Paris, l'on soumet à ce régime les jockeys destinés aux courses de chevaux. Ainsi les bains de vapeur sont à la fois employés comme moyen hygiénique et préventif, et comme moyen curatif.

A l'hospice St-Louis et dans d'autres établissements spéciaux de la capitale, on les applique avec le plus grand succès au traitement d'un grand nombre de maladies cutanées et d'autres affections dont nous avons indiqué quelques-unes plus haut.

Gardez-vous surtout des refroidissements après de tels bains; ils sont fort dangereux. Pour les éviter, vous n'avez qu'à ménager avec soin les transitions de température. Tout traitement exige de la prudence.

Il faut, de toute nécessité, un bon chef de service et des garçons expérimentés pour l'administration des bains de vapeur, qui, sans cela, deviendraient plus nuisibles qu'utiles aux malades. C'est un point sur lequel nous croyons devoir insister particulièrement et qu'on n'a point perdu de vue dans *l'établissement thermal* de Bagnères-de-Bigorre.

Cette ville, déjà si riche en eaux minérales

de nature et de propriétés diverses, qui alimentent plusieurs bains publics et privés, et surtout le *grand établissement thermal,* peut se flatter d'avoir réuni dans ce dernier toutes les ressources thérapeutiques que la nature et l'art combinés peuvent offrir pour la guérison des maladies les plus rebelles, les plus opiniâtres, depuis qu'on y voit fonctionner le puissant *vaporarium* destiné à l'administration des bains et douches de vapeur, ainsi que des bains Russes. Ce magnifique appareil, construit sur les meilleurs modèles du genre et venant s'ajouter à un système de douches à haute et à basse pression, d'eau minérale ou naturelle, chaude ou froide, suivant le besoin; système dont la puissance et l'efficacité curative ne sauraient être surpassées, si elles sont même égalées dans aucun autre établissement de bains en France, ou même en Europe; cet appareil, disons-nous, a couronné les travaux grandioses exécutés par la ville dans son établissement-modèle, sous l'habile et savante direction de M. l'ingénieur *François.*

CHAPITRE II.

LES BAINS RUSSES.

—

Après avoir parlé des bains de vapeur, disons maintenant ce qu'est un bain Russe. A ceux qui le savent par expérience, nous n'avons rien de nouveau à apprendre; seulement, nous rafraîchirons leurs souvenirs en leur retraçant des impressions vives, suivies d'un sentiment final de bien-être, qu'ils ne peuvent avoir oubliées. Pour les autres, c'est-à-dire pour le commun des baigneurs, nos renseignements auront peut-être un attrait de curiosité ou de nouveauté utile.

Le chaud et le froid administrés alternativement et par de brusques transitions de l'un à l'autre, constituent à proprement parler le *bain Russe*, qui est une importation Moscovite ou Orientale, assez récente en France. Or, on sait qu'il n'existe pas dans la nature de plus puissants agents physiques que le chaud et le froid, surtout quand ils sont poussés à un degré extrême. A ce point, leur action sur les corps organisés, plantes et animaux, devient éminemment destructive ou vivifiante, suivant qu'on l'applique à contre-temps ou à-propos.

Eh bien! le bain Russe a été inventé pour utiliser et faire concourir ensemble ces deux puissances ennemies à notre bien-être et au soulagement de nos maux. Voici de quelle manière on prend ce bain :

Le baigneur entre tout nu, sous la conduite d'un garçon spécialement affecté à ce service, dans une étuve ou cabinet qui s'emplit à volonté de vapeur chaude, et reçoit aussi de l'eau froide à profusion, suivant que la circonstance l'exige. L'eau et la vapeur y pénètrent successivement par des conduits qui aboutissent à des réservoirs d'eau chaude ou d'eau froide, ou bien à une chaudière à vapeur constamment entretenue. Et, pour avoir à sa disposition l'un ou l'autre élément, il suffit d'un tour de main, c'est-à-dire d'ouvrir ou de fermer un robinet. La pièce se vide d'ailleurs avec la même facilité qu'elle s'emplit, l'eau chassant instantanément la vapeur, et s'écoulant elle-même sur le sol par des pentes et des tuyaux de fuite ménagés à cet effet.

Avant d'aller plus loin, il convient d'établir ici une comparaison entre les établissements spéciaux de la capitale et l'établissement thermal de Bagnères.

Dans les premiers, les cabinets de vapeur, si bien appropriés qu'ils soient, laissent toujours à désirer sous le rapport de la commodité et de l'agrément. Ce sont en général des pièces étroites, parfois obscures et mal aérées, d'une construction chétive et d'un revêtement intérieur en bois, bientôt dégradé par l'humidité et qu'il faut renouveler fréquemment.

Dans le dernier, au contraire, vous trouvez des cabinets spacieux, bien éclairés, bien aérés, d'une élégance, d'une propreté, d'une solidité de construction que rien n'égale. Ce sont de jolies pièces intérieurement revêtues de marbre, encadrées dans une forte maçonnerie qui brave toutes les atteintes, et percées de larges ouvertures qui laissent circuler librement l'air et la lumière. Inutile de dire que ces ouvertures doivent être parfaitement closes pendant toute la durée du bain.

En outre de ces dispositions intérieures dont

chacun peut apprécier l'importance, signalons un avantage particulier que présente l'établissement thermal de Bagnères pour l'administration des bains Russes. C'est la puissance de la chute d'eau, provenant de la masse liquide accumulée dans de vastes réservoirs placés à une grande hauteur, et d'où l'eau descend au premier appel par l'étroite issue qu'on lui livre. Il n'est pas facile d'obtenir ailleurs ce degré de puissance et de pression, qui constitue précisément l'efficacité des douches Bagnéraises.

Mais il est temps de revenir au baigneur que nous avons un peu brusquement quitté, après l'avoir introduit dans le cabinet de bain. Une fois entré, il s'étend sur un lit de bois fixé contre le mur, pour recevoir la vapeur, dont il ouvre en partie le robinet à portée de sa main. Aussitôt la vapeur s'échappe en grinçant par cette étroite ouverture et gagne un récipient métallique percé de trous, lequel est disposé au-dessous du lit de bois à l'effet de répandre en tout sens la vapeur dans la pièce.

En ayant soin d'introduire dans ce récipient un paquet de plantes sèches aromatiques ou émollientes, on a de la vapeur qui sent la sauge et le romarin, ou qui sent la guimauve.

C'est ce qu'on appelle prendre un bain aroma-
tique ou émollient.

Voilà que la chaleur commence et la sueur
avec elle. Si vous graduez bien l'émission de
la vapeur, la sudation est lente, régulière, ce
qui convient surtout aux personnes délicates;
— si l'on veut aller vite et que le robinet de
vapeur soit lâché en entier, à l'instant on est
environné d'une atmosphère épaisse et brûlante, qu'on aurait peine à supporter une
minute seulement, si l'on n'avait à côté de soi
un léger correctif, c'est-à-dire un petit bassin
d'eau froide, sans cesse renouvelée, avec une
éponge pour asperger sa tête et son visage. Ces
petites aspersions répétées autant de fois qu'on
en sent le besoin, donnent au patient la force
de lutter plus longtemps contre la vapeur. Tous
les pores du corps sont ouverts ; la sueur coule
à flots. Bientôt la respiration manque, la situa-
tion n'est plus tenable et l'on veut à tout prix
se débarrasser de l'excès de chaleur qu'on
ressent.

Un coup de sonnette amène le garçon, qui
vous aide à descendre du lit de bois, et vous
porte sous un large arrosoir d'eau froide, ou
d'eau tempérée, si vous l'aimez mieux. Il suffit
d'ouvrir deux robinets, au lieu d'un, pour

produire ce tempérament, que la plupart des baigneurs ne réclament pas du reste, l'impression de l'eau froide leur paraissant préférable.

Rien ne saurait peindre le bien-être qu'on éprouve par cette brusque transition de la chaleur au froid. Une masse de pluie glacée tombant sur votre corps comme la foudre, avec tout le degré de pression que nous avons signalé plus haut, dissipe en un instant la vapeur qui obscurcissait le cabinet de bain, et vous enlève aussi rapidement le calorique dont vous étiez saturé. On reçoit cette ondée avec délices pendant quelques secondes; mais bientôt elle vous gèle, vous donne le frisson et vous fait désirer de reprendre cette vapeur tout à l'heure si incommode. En un tour de main, vous êtes replacé sur le lit de bois, et la vapeur recommence à grincer jusqu'à ce qu'elle vous fatigue de nouveau et vous ramène par suite à la douche froide.

Après quatre ou cinq doses de chaud et de froid administrées de la sorte, ce qui constitue un exercice violent, on peut m'en croire, vous en avez assez et il vous tarde de quitter le bain. Mais patience! Il y a d'autres épreuves à subir, si l'on veut un bain Russe complet.
— C'est le moment du frictionnement, de la

fustigation et du massage. La plupart des baigneurs n'admettent qu'une ou deux de ces opérations; un petit nombre exige rigoureusement les trois.

Le frictionnement consiste à être frotté par tout le corps avec une brosse de chiendent assez rude, imprégnée d'eau savonneuse et de vapeur brûlante. C'est là un nettoiement, à nul autre pareil, de toute la surface cutanée, qui devient, sous la main de l'opérateur, rouge comme un homard cuit.

La fustigation vient ensuite; elle se pratique à l'aide d'un petit fouet de tiges d'arbuste, tendres et flexibles, avec leurs feuilles. On vous frappe ainsi de la tête aux pieds, par devant et par derrière, à l'effet d'appeler le sang à la peau.

Enfin, le massage ne peut s'opérer que par des mains habiles et exercées qu'on ne rencontre pas communément. Bagnères possède en ce genre deux opérateurs excellents qu'on a fait venir de Paris tout exprès pour l'administration des bains Russes et de vapeur. Ils vous pressent la chair et les muscles, vous pétrissent, vous malaxent le tissu cellulaire de mille façons diverses, vous étirent les membres, vous font craquer les articulations. Toutes ces manipulations qui paraissent d'abord ennuyeuses, fatigantes au baigneur, lui procurent en définitive un grand bien-être. Cette pratique orientale du massage a déjà pris faveur en France et ne choque plus nos préjugés, depuis qu'on en a reconnu par expérience l'action salutaire à la santé dans bien des cas spéciaux.

Nous nous réservons d'en parler plus amplement dans un chapitre à part.

Ainsi frictionné, fustigé et massé, vous prenez, pour terminer, une petite dose de vapeur suivie d'une affusion d'eau froide, vous vous essuyez et vous sortez du bain, parfaitement agile, frais et dispos.

Si l'on voulait continuer la transpiration après le bain, il faudrait le terminer par une forte dose de vapeur, ou par une affusion d'eau chaude, et l'on gagnerait ensuite le lit de repos pour y suer sous des couvertures.

Mais en général, on préfère terminer par l'eau froide, qui vous laisse sous une impression de force et de vigueur, sans préjudice de la transpiration insensible qui s'établit par une réaction naturelle et qu'on doit se garder de troubler par des refroidissements.

Le bain Russe consistant principalement dans des alternatives de chaud et de froid, peut, à la rigueur, se prendre sans vapeur, c'est-à-dire en passant d'un bain chaud dans un bain froid par le moyen d'une double baignoire, ou en recevant sur le corps une douche chaude et une douche froide. Ce sont des expédients auxquels on peut recourir quand on n'a pas un *vaporarium* à sa disposition; cependant il ne faut pas se dissimuler que l'effet du bain sera moins intense dans ces cas-là, rien n'égalant la puissance de la vapeur pour pénétrer le corps et pousser à la transpiration.

Il ne convient pas, dans un chapitre purement descriptif du bain Russe, de faire l'énumération des maladies et des indispositions auxquelles il peut utilement s'appliquer. On trouvera plus loin ces indications, venant de bonne source et placées sous l'égide des autorités médicales les plus compétentes. Ce qui est digne de remarque, c'est que les établissements spéciaux où s'administrent de pareils bains se propagent chaque jour dans les grandes villes, et qu'à Paris notamment, où ils sont en assez grand nombre, aucun d'eux ne chôme ni l'été, ni l'hiver. Or, nous le demandons, le caprice et la mode suffiraient-ils pour alimenter seuls des établissements aussi coûteux, si l'utilité ne s'y joignait?

Nous nous bornerons donc à signaler ici le bain Russe comme moyen hygiénique et de propreté. Il présente, sous ce rapport, des avantages marqués sur nos bains d'eau tempérée; c'est du moins l'opinion presque unanime des personnes qui en ont fait usage.

Malheureusement le bain Russe, avec accompagnement de vapeur, est encore en France un bain de luxe, à cause de son prix élevé; mais on conviendra, d'un autre côté, qu'il n'est guère possible d'abaisser ce prix au-dessous d'une certaine limite, si l'on réfléchit à l'appareil dispendieux d'un *vaporarium* avec ses accessoires et le personnel qu'il comporte.

En Russie, on a trouvé de bonne heure le moyen de généraliser l'usage de ce bain et de le mettre à la portée de toutes les classes de la société. Pauvres et riches s'y baignent par le même procédé, quoique dans des conditions de luxe et de comfort très différentes. On peut se souvenir que dans la guerre de Crimée et au milieu des nombreuses privations qu'il éprouvait sous les murs de Sépastopol, le soldat russe regrettait par dessus tout ses bains favoris et pestait contre les cruelles nécessités de la guerre, à propos d'un *vaporarium* absent.

M. de Custine, dans la relation de son voyage

en Russie, parle d'un prince qui était, je crois,
goutteux et en compagnie duquel il se trouvait
sur le paquebot allant à St-Pétersbourg. On
voyageait par un temps caniculaire et tous les
passagers étaient en moiteur. Le prince ne
bougeait pas de son fauteuil; mais il interrom-
pait de temps en temps sa conversation spiri-
tuelle et élégante avec M. de Custine pour faire
signe à son domestique, qui venait lui verser
dans le cou et sous les vêtements des carafes
d'eau froide; cette eau lui parcourait le corps
et s'écoulait dans un bassin fixé sous ses pieds.
M. de Custine, étonné, lui demanda la raison
d'une pratique aussi bizarre. Le prince, sans
se déconcerter, lui répondit qu'il prenait un
bain Russe de la seule manière possible en
voyage.

Le *vaporarium* Bagnérais permet aux personnes familiarisées avec les bains Russes d'en
continuer l'usage comme chez elles, et aux
autres baigneurs de les expérimenter. On s'en
trouvera toujours bien pour l'hygiène et la
propreté, comme aussi pour le soulagement de
plusieurs maux, et à cet égard le champ est
ouvert aux observations de MM. les médecins.

CHAPITRE III.

LES BAINS PRIVÉS ET LES BAINS PUBLICS CHEZ LES ROMAINS.

—

Pour répandre un plus grand jour sur la matière qui fait l'objet de ce petit livre et éclairer autant que possible nos lecteurs par des rapprochements instructifs entre l'art balnéatoire ancien et l'art moderne, nous allons décrire les bains publics et privés chez les Romains, à l'époque où ce grand peuple avait atteint l'apogée de sa civilisation. Que de magnificence, de luxe et de richesse déployés par le génie de ce peuple-Roi pour satisfaire des besoins factices, et ce qu'on pourrait, en quelque sorte, appeler les superfluités de la vie ! L'esprit se refuserait à croire à tant de merveilles, si elles n'étaient attestées par de nombreux historiens et par des monuments dont les traces sont encore visibles.

Les détails intéressants dans lesquels nous allons entrer sont extraits du savant ouvrage de M. Dézobry, sur la cité Romaine au temps des premiers Césars. Ce livre, qui a coûté vingt-cinq ans de travaux suivis, ne renferme pas, comme on pourrait le juger à première vue, des tableaux d'imagination et de fantaisie. Ce sont des faits attentivement explorés, et des preuves à l'appui de chaque assertion. On voit que l'auteur a puisé sans cesse aux sources les plus respectables. Parmi les nombreuses autorités qu'il invoque, notamment sur le sujet spécial qui nous occupe, il nous suffira de citer Pline, Vitruve, Denis d'Halicarnasse, Juvénal, Cicéron, Horace, Sénèque, Martial, etc., etc.

Mais, sans plus de commentaires, laissons parler l'auteur lui-même sous la forme épistolaire qu'il a si heureusement revêtue, en empruntant les traits d'un jeune Gaulois qui voyage à Rome pour son instruction pendant les règnes d'Auguste et de Tibère.

« Il est un genre de luxe que je vois croître et se développer tous les jours, c'est celui des Bains. Le bain est non seulement une jouissance, mais un besoin dans ce pays où il fait si chaud que le corps se trouve dans une transpiration pour ainsi dire continuelle. Aussi, riches et pauvres, grands et petits, tous se baignent et se baignent chaque jour. Il y a environ dix ans, Agrippa, gendre et ministre de l'Empereur, faisant exécuter une foule de travaux et de monuments pour l'agrément et l'utilité du peuple, établit entr'autres 170 bains publics, où pendant une année le peuple fut admis gratuitement. Maintenant, excepté les enfants qui jouissent encore de leurs entrées franches, tout le monde paye à la porte la rétribution d'un *quadrant*, petite monnaie d'airain (1). Pour cette modique somme, on peut prendre à la fois bain froid, bain tiède, bain chaud et bain de vapeur. C'est ce que font la plupart des baigneurs; car, d'après les habitudes générales, se plonger seulement dans l'eau froide ou dans l'eau chaude, ce n'est pas se baigner.

» Autrefois, les bains n'étaient que de simples piscines où l'on venait nager, s'exercer, se laver surtout, comme le prouve leur ancien nom de *lavatrina*. Vers la fin du dernier siècle, du temps de Pompée, il y avait fort peu d'établissements de ce genre, particuliers ou pu-

---

(1) Quelques centimes de France.

blics, bâtis avec soin et pourvus des recherches qu'on y trouve communément aujourd'hui. La description suivante donnera une idée des bains actuels. Bien que ce soit celle des bains d'un riche particulier, *Mamurra,* elle convient, sauf quelques détails d'ornementation, à tous les bains en général ; le mêmes besoins ont commandé partout les mêmes dispositions.

» Les bains de *Mamurra* commencent par une petite cour pavée en mosaïque, entourée d'un péristyle à colonnes octogones, et à l'entrée de laquelle est un *Baptistère,* grand bassin où l'on prend quelquefois en plein air le bain froid en commun. Un toit léger, supporté par deux colonnes en avant-corps, couvre le *Baptistère.* Des peintures représentant des arbres chargés de fruits, des rivières, où toute sorte de poissons semblent nager dans la profondeur des eaux, ornent les parois des portiques.

» La première pièce où l'on entre en quittant la cour est une salle nommée *Apodytère,* nom formé d'un mot Grec qui signifie dépouiller, parce que c'est là qu'on dépouille ses vêtements.

» De l'*Apodytère* on passe dans le *Frigidaire,* autre salle où l'on trouve encore un Baptistère pour le bain froid, quand on ne veut pas le prendre en plein air. L'une des extrémités du Frigidaire se termine par un hémicycle, au centre duquel gît la cuve du bain, entourée d'un petit espace clos par un mur d'appui. Des pilastres, des niches, des statues décorent le pourtour de l'hémicycle, dont le soubassement formé par un double rang de gradins, s'appelle *schola*, l'école, parce que c'est là que ceux qui assistent aux bains sans y prendre part, ou qui attendent qu'il y ait place dans la cuve, viennent s'asseoir pour converser. Entre l'école et la cuve, il reste un chemin pour circuler autour des baigneurs. Le Frigidaire reçoit son jour par en haut, de sorte que les corps n'y projettent point d'ombre.

» La salle du bain tiède ou *Tépidaire* suit immédiatement le Frigidaire. A peu près carrée et terminée aussi par une école, cette salle est munie de deux grands bassins, si larges que l'on pourrait aisément y nager. Comme on n'entre guère dans le Tépidaire que pour s'y baigner, son école sert essentiellement aux baigneurs, soit pour s'essuyer en sortant du bain tiède, soit pour se reposer en sortant de la pièce suivante où l'on prend le bain de vapeur et que, pour cette raison, on nomme *Sudatoire* ou *Caldaire*.

» Le *Sudatoire* est une pièce circulaire, entourée de trois gradins et garnie tout à l'entour de niches étroites, contenant chacune un siége. Un réservoir d'eau bouillante occupe le milieu de la table. Il fournit des tourbillons d'une vapeur qui se répand partout, monte en nuages épais vers la voûte de forme hémisphérique, recouverte en stuc, et s'y engouffre avec violence. Elle s'échappe au sommet par une ouverture étroite, fermée par un bouclier rond, en airain, qui se manœuvre d'en bas à l'aide d'une chaîne ; on l'ouvre comme une soupape, quand la chaleur devient trop suffocante.

» Je n'oublierai de ma vie la première fois que je suis entré dans un *Sudatoire* : saisi par les flots de la vapeur, haletant, palpitant, poussant de gros sanglots, je crus que j'allais étouffer. L'air mêlé de feu (1) et d'humidité que l'on respire en ce lieu, ne laisse pas un seul endroit du corps en repos ; il le secoue, il le remue jusque dans ses moindres parties ; on se croirait presque dans le foyer d'un incendie ; la température de ce bain est si brûlante, que

---

(1) Le mot *feu* est pris ici pour calorique.

l'on pourrait condamner à être baigné vif un misérable convaincu de quelque crime.

» Le *Sudatoire* et sa cuve sont chauffés par un fourneau extérieur, dont les flammes circulent sous le pavé de la salle, porté sur une multitude de petits piliers, et pénètrent au moyen de canaux conducteurs, jusque dans l'épaisseur des murs.

» Un *Onctoire*, lieu où se déposent les parfums, et un *Sphéristère*, ou jeu de paume, complètent, avec quelques autres petits cabinets, l'ensemble des bains *Mamurra*, dans la maison duquel j'ai reçu une hospitalité magnifique.

» Il faudrait être bien difficile pour ne pas trouver ces bains, si élégants et si riches, dignes de la somptueuse demeure de mon hôte; cependant, ils sont surpassés de beaucoup par ceux de Mécène, et surtout d'Agrippa. Le premier possède un bain avec des bassins d'eau chaude tellement vastes qu'on peut y nager; et le second, qui, en fait de constructions et de travaux d'art, n'a que de grandes idées, s'est construit pour son usage les bains les plus spacieux, les plus beaux, les plus somptueux qu'on ait jamais vus à Rome. Agrippa loge au Palatin; mais il n'y avait pas sur cette montagne un espace suffisant pour lui; il s'est donc transporté au milieu du Champ de Mars, qu'il avait déjà embelli par le Panthéon, et là, derrière et joignant ce temple, il a construit son édifice de bains qui occupe une superficie de terrain presque égale à la moitié de celle du mont Palatin; car il est élevé sur un carré de 650 pieds en tout sens.

» Les Bains d'Agrippa sont édifiés à l'imitation des Palestres grecques. On y trouve, outre les salles destinées aux diverses lotions, des galeries pour les exercices de la paume, de la lutte et des autres jeux gymniques. La plupart d'entr'elles sont disposées au tour de grandes cours entourées de portiques pour la course ou la promenade.

» Dans les Bains proprement dits, tous les murs sont revêtus de stuc, ou peints à l'encaustique, et le *Sudatoire* est orné de tableaux encadrés de marbre.

» L'agrément de cet édifice vraiment royal est encore augmenté par un jardin qui s'y trouve joint et qu'Agrippa a créé tout exprès. Il y avait là un marais, le fameux *marais de la chèvre*, près duquel Romulus disparut pour devenir immortel. Agrippa convertit le marais en étang, alimenté par des eaux vives, planta

tout au tour des jardins délicieux, et s'y bâtit
une habitation de plaisance où il pût se reposer
après le bain, souper, et passer la nuit au
milieu des frais ombrages, jusqu'à ce que le
retour du jour le rappelant à Rome, ramenât
pour lui le tracas et les soucis des affaires.

» Ceux qui ne sont pas assez riches pour
avoir des bains à eux (et le nombre en est
grand), vont aux bains publics. Personne ne
dédaigne ces établissements; à côté du pauvre
plébéïen, on y voit d'illustres citoyens et des riches de second ordre; seulement ces derniers s'y
rendent accompagnés de leurs clients. L'heure
générale des bains est depuis midi jusqu'au soir.

» Aller aux bains est plus qu'un besoin,
c'est une mode. Des milliers de personnes y
vont par désœuvrement, par curiosité, pour y
rencontrer leurs connaissances ou leurs amis.
Là, certains riches quêtent des convives pour
souper, et une foule de pauvres hères un souper
pour leur ventre affamé.

» Les femmes fréquentent les bains dans un
but moins innocent. Elles en font des lieux
d'intrigues; aussi aiment-elles ces établissements avec passion. C'est pour elles comme
un terrain de liberté, où la tromperie est
d'autant plus facile qu'elle se passe dans la

foule, et se cache sous les apparences d'une démarche commandée au moins par l'usage, sinon par la santé.

» Un citoyen qui n'appartient pas à la plèbe se fait suivre au bain par un ou plusieurs esclaves qui portent son linge, gardent ses habits, le retirent de l'eau, le soutiennent quand il marche, l'aident à s'avancer dans la foule, en un mot lui rendent tous les services dont il peut avoir besoin. Celui qui n'a point d'esclaves trouve là des gens pour lui en tenir lieu ; ces serviteurs bénévoles n'appartiennent point à l'etablissement, dont tout le personnel se compose d'un *gardien du Bain*, d'un *chauffeur* ou fournier, et de quelques autres esclaves condamnés comme criminels aux travaux publics; mais ils n'en sont que plus empressés ; stimulés par leur intérêt privé, ils parcourent toutes les salles et se montrent toujours prêts à courir au moindre signe des baigneurs. Les principaux d'entre ces serviteurs empressés sont d'abord les *Capsaires*, qui portent une cassette pour serrer, moyennant une petite rétribution, les habits qu'on leur confie en garde; les *Oigneurs*, qui font des onctions de parfums; les *Alipiles*, ou épileurs, et les *Masseurs*; car le bain est toujours accompagné de frictions nombreuses et multipliées, que les Romains recherchent avec délices.

» Au sortir de la cuve ou du *Sudatoire* (1), le baigneur s'étend sur une espèce de lit de repos, et un jeune *masseur* (ce sont des enfants ou des eunuques qui remplissent ces fonctions pour les citoyens riches), un masseur, dis-je, commence par lui presser tout le corps, par lui masser, lui pétrir, pour ainsi dire, la chair, par lui assouplir les articulations. Ensuite, il passe aux frictions : la main armée d'un *strigile*, (grattoir de corne ou d'ivoire, ou d'un métal plus ou moins précieux), creusé en cuillère et cintré de manière à s'appliquer aisément sur la rotondité des membres, il frotte vivement la peau et détache toutes les impuretés que la transpiration a pu y faire amasser. Ces frictions durent assez longtemps, et pour qu'elles ne deviennent pas douloureuses, il faut que le frictionneur soit doué d'une certaine habileté. — Cette opération est suivie de la dépilation des aisselles, que l'*épileur*, ou le *parfumeur*, pratique soit au moyen de petites pinces, soit à l'aide d'un onguent composé de graine de

_____

(I) Ceci mérite explication, nous la donnerons plus tard.

saule noir broyée avec un égal poids de litharge.

— L'*onction* suit les frictions : le patient est légèrement oint d'abord avec un liniment de saindoux et d'ellébore blanc, qui a la vertu de faire disparaître les démangeaisons et les échauboulures ; puis, avec des huiles et des essences parfumées, contenues dans de petites ampoules de corne de taureau ou de rhinocéros. On termine en essuyant le corps du baigneur avec des étoffes de lin, ou d'une laine fine et douce. Alors il s'enveloppe dans une *gausape* d'écarlate, espèce de grande toge velue en dedans ; ses esclaves viennent l'enlever, le mettent dans une litière fermée, et le rapportent chez lui : voilà pour les riches ou les demi-riches.

» Les pauvres se contentent d'une simple friction avec la main, ou bien d'une autre, plus économique encore, qu'ils s'administrent eux-mêmes, en se frottant contre les murailles les parties du corps que leurs mains ne sauraient atteindre facilement. Cela suffit à de petits plébéïens, qui ne sont pas, en général, d'une propreté fort recherchée, et dont la plupart ont pour habitude de se moucher sur le bras.

» On se prépare aux frictions par des jeux et des amusements violents, qui provoquent une sueur abondante : les uns s'exercent à la lutte, ou balancent leurs bras chargés de masses de plomb ; les autres jouent à la paume ; d'autres, les mains liées, montrent leur adresse à ramasser des anneaux, ou bien, mettant un genou en terre, se renversent en arrière jusqu'à toucher avec la tête l'extrémité de leurs pieds.

» Les sexes sont séparés dans les bains publics ; mais tout le monde est entièrement nu. Ici, où le vêtement fait en quelque sorte partie de la condition, cette nudité établit une sorte d'égalité dont personne ne se fait faute. Par suite, rien de plus bruyant qu'un bain : on y entend toute espèce de cris, de clameurs ou bruits qui peuvent importuner, fatiguer, déchirer les oreilles. — Là, ce sont les gémissements, naturels ou imités, de ceux qui se livrent aux exercices violents de la gymnastique ; leurs sifflements et leurs soupirs profonds quand ils laissent échapper leur haleine longtemps retenue ; les exclamations des joueurs de paume comptant leurs balles. Plus loin, des baigneurs qui s'amusent à courir autour des cuves, en se tenant par les mains, et se les chatouillant de manière à provoquer les éclats de rire les plus perçants. — D'un autre côté, des chanteurs impitoyables, ne trouvant leur voix belle que dans le bain, qui se mettent à chanter jusqu'à faire trembler les voûtes de l'édifice. Des Alipiles (épileurs), pour se faire mieux remarquer, viennent aussi se joindre à ce discordant concert, crient d'une voix grêle, glapissante, et ne se taisent pas qu'ils n'aient trouvé des aisselles à épiler, des patients à faire crier à leur tour. Qu'on ajoute à ce vacarme le bruit des frictions plébéiennes que l'on entend résonner diversement, suivant que la main du frictionneur frappe du creux ou du plat; les filous surpris à voler les habits; les marchands de comestibles et de boissons (car beaucoup de personnes boivent et prennent quelques aliments légers en sortant de l'eau); les marchands de gâteaux, les vendeurs de boudin, les confiseurs, qui tous ont leur modulation particulière pour crier leur marchandise. — Qu'on se figure tout cela, et l'on aura une légère idée de l'intérieur d'un bain public. La seule loi de décence qu'on y observe, c'est que jamais un père et un fils ne se baignent l'un devant l'autre, ni même un beau-père devant son gendre. »

Telle est la description fidèle des bains romains au siècle d'Auguste. Plus tard, le luxe de ces établissements se développe encore davantage et atteint des proportions presqu'inimaginables. C'est ce qui ressort d'un appendice ajouté au tableau précédent par le savant archéologue que nous avons presque littéralement cité jusqu'ici. Nous allons nous borner à reproduire quelques fragments de l'appendice dont il s'agit, pour rester dans notre sujet et dans le cadre que nous nous sommes tracé, en continuant d'ailleurs la même forme de récit, c'est-à-dire en laissant parler le jeune Gaulois *Camulogène,* qui transmet par lettre à son ami *Induciomare* le résultat de ses voyages et de sa correspondance avec les amis qu'il a laissés à Rome.

« Depuis quelques années, se baigner n'est plus seulement un besoin, mais une passion. On prend le bain plusieurs fois par jour. Il y a des personnes qui se baignent uniquement pour digérer. Les *Thermes,* nom que l'on commence à donner aux Bains publics, sont devenus d'immenses monuments où l'on a réuni tous les genres de jouissances. Un luxe effréné gagne aussi les bains privés, qui conservent toujours le nom de *Balnea.* Avec la propension des Romains à tout porter à l'extrême, je ne sais où cela s'arrêtera.

» Qu'elle différence du temps actuel avec celui de l'ancienne Rome, où l'on ne comptait qu'un petit nombre de bains, étroits, obscurs, aux murailles de pierre grossièrement enduites et percées de rayères, plutôt que de fenêtres, pour introduire la lumière sans nuire à la solidité de la construction ! Au rapport des historiens qui nous ont transmis les anciens usages, les habitants de Rome, même au temps de Scipion l'Africain ne se lavaient chaque jour que les bras et les jambes après les rudes travaux de l'agriculture, ou les occupations domestiques. L'ablution entière du corps n'avait lieu que tous les neuf jours, à l'époque des marchés, dans de modestes piscines, comme cela se pratique encore aujourd'hui pour les esclaves qui peuplent les *Villas* des riches citoyens.

» Mais aujourd'hui, qui voudrait se baigner à si peu de frais? On se regarde comme pauvre et misérable, si les pierres les plus précieuses, arrondies sous le ciseau, ne resplendissent de tous côtés sur les murs du bain; si les marbres d'Alexandrie ne portent des incrustations de marbre de Numidie; si à l'entour des murailles ne règne pas une bordure de pierres dont les couleurs variées imitent à grands frais la peinture; si la pierre de Thasus (1), magnificence qui n'appartenait autrefois qu'à certains temples, ne garnit les superbes piscines où les baigneurs étendent leurs corps épuisés par une excessive transpiration; si l'eau ne coule de robinets d'argent! — Et je ne parle encore là que des bains destinés à la plèbe : que serait-ce, si je décrivais ceux des affranchis? combien de statues, combien de colonnes qui ne soutiennent rien, mais que le luxe prodigue pour l'ornementation! Quelles masses d'eau tombant en cascade avec fracas! Les Romains sont parvenus à un tel point de délicatesse, que leurs pieds ne veulent plus fouler que des pierres précieuses. On appelle les bains des cachots, s'ils ne sont pas disposés de manière à recevoir le soleil pendant toute la journée par d'immenses fenêtres; si de la cuve on n'aperçoit les campagnes et la mer; si la cuve n'est en argent! Aussi, les plus beaux établissements de bains, qui, lors de leur dédicace, avaient attiré la foule et excité l'admiration, sont-ils méprisés comme des antiquailles, depuis que le luxe est venu à bout de s'écraser

---

(1) Marbre blanc maculé de Thasos, l'une des cyclades.

lui-même sous les nouveaux ornements qu'il a fait inventer. »

Ici se terminent nos citations puisées dans le livre si remarquable à tous égards de M. Ch. Dézobry. Les détails qu'on vient de lire suffisent, nous le croyons, pour donner à chacun des notions exactes sur la construction des bains Romains, les dispositions savantes dans lesquelles ils étaient établis pour répondre à tous les besoins du corps, les vastes proportions des bâtiments qui en permettaient l'accès à la foule des baigneurs de toutes les classes, enfin les décorations de tout genre qu'ils renfermaient. Mais l'auteur, faisant principalement de l'archéologie et de l'histoire, a dû négliger certaines indications pratiques qui rentrent dans l'art du baigneur, et sans lesquelles pourtant il resterait quelque vague dans l'esprit sur la manière graduelle dont on procédait pour le bain si compliqué des Romains. Nous comblerons cette lacune en nous aidant des lumières des spécialistes qui ont traité la matière. En même temps nous établirons la différence entre le bain Romain et le bain Russe.

CHAPITRE IV.

PARALLÈLE ENTRE LES BAINS ROMAINS ET LES BAINS RUSSES.

—

Rien d'aussi compliqué, comme on l'a vu dans le chapitre précédent, que le Bain Romain, qui n'était d'ailleurs qu'une imitation, assurément très perfectionnée, du Bain des Grecs et de celui des anciens peuples Asiatiques.

Toutefois, en mettant de côté les détails de luxe, d'ornementation et d'agrément, en négligeant même des accessoires fort utiles, tels que la gymnastique et les *écoles*, ou galeries de jeux et de conversation, on trouve que le Bain Romain, réduit à sa plus simple expression, se composait de quatre pièces principales renfermant des bassins ou des appareils

destinés à modifier le corps humain ,par des
gradations successives de température. Il y
avait d'abord le *Baptistère*, bain froid en plein
air; puis le *Frigidaire*, bain froid dans une salle
close; le *Tépidaire*, bain chaud ou tempéré
dans une salle pareillement close; enfin le
Sudatoire, bain de transpiration dans une
étuve. Et, pour terminer, les onctions, les
frictions et le *massage*, formant le complément
obligé du bain pour les classes riches.

Mais comment, nous dira-t-on, s'alimentaient
toutes ces cuves, tous ces bassins d'eau chaude
et froide? C'était au moyen d'un large réservoir
(aquarium), d'où partaient de nombreux
canaux conducteurs. Et qu'on n'aille pas croire
que ce fût l'eau du Tibre qu'on mît à contri-
bution pour cet usage! Non, les Romains
n'avaient pas voulu de cette eau, presque
toujours trouble et limoneuse. Ils avaient construit à grands frais de superbes aqueducs
destinés à amener de Tusculanum l'eau nécessaire à alimenter les bains publics.

Deux sortes d'étuves (1) servaient aux bains

(1) Ces détails sont extraits de l'excellent ouvrage du
docteur Lambert, sur les *Bains Russes et Orientaux*.

de transpiration : l'étuve sèche (calidarium),
et l'étuve humide (vaporarium). Sous ces deux
pièces contiguës était un vaste four voûté
(hypocaustrum), confié à la garde d'esclaves
chauffeurs, chargés d'y entretenir un feu
constant, soit avec des plantes sèches, soit à
l'aide de boules métalliques enduites de théré-
bentine, qu'ils lançaient au fond du four.
Ces boules incandescentes revenaient en rou-
lant sur le plan incliné du four jusqu'à son
ouverture, et promenaient ainsi leur flamme
sous sa voûte parabolique. De nombreux
tuyaux distribuaient la chaleur dans l'étuve
sèche qui se remplissait ainsi d'air chaud,
tandis que dans l'étuve humide des vases
d'airain remplis d'eau bouillonnante produi-
saient la vapeur. En effet, ces vases étaient
placés immédiatement au-dessus de la voûte
brûlante de l'*hypocaustrum*. Dans quelques
établissements, on produisait la vapeur en
jetant de l'eau sur un plancher de marbre
chauffé jusqu'à l'incandescence.

Les étuves Romaines étaient de forme circulaire et percées dans leur voûte de deux
ouvertures, l'une pour éclairer la salle, l'autre
fermée par un bouclier d'airain qu'on sou-
levait à volonté, pour laisser échapper le

calorique trop abondant et renouveler l'air.
Des gradins étagés servaient de siége aux
baigneurs.

Ces dispositions bien comprises, il s'agit
de déterminer l'ordre dans lequel s'effectuaient
les différentes évolutions du baigneur. Débu-
tait-il par l'eau froide pour terminer par la
vapeur, ou fesait-il l'inverse? La réponse n'est
pas douteuse, si l'on rapproche, comme l'a
fait M. Lambert, les textes des différents
auteurs latins qui ont écrit sur la matière,
tels que Baccius, Mercurialis, Ferrarius,
Sénèque, etc., etc.

« Les Romains, dit le savant spécialiste que
nous citons, entraient d'abord dans l'étuve
sèche, ou humide, pour y provoquer la
sueur. Après y être restés quelque temps,
ils quittaient l'étuve pour se rendre au *Tepi-*
darium, où ils se faisaient jeter de l'eau
chaude ou tiède sur le corps, si mieux ils
n'aimaient se plonger dans un bassin rempli
de l'une ou de l'autre. De là, ils passaient au
Frigidarium pour y pratiquer les ablutions
froides, et souvent ils allaient se jeter dans le
Baptistère, vaste piscine froide, où l'on pouvait
se livrer à la natation. Au sortir de l'eau, ils
s'enveloppaient d'une espèce de couverture,

et une transpiration modérée succédait à l'impression du froid. Des esclaves (unctuarii) séchaient la tête du baigneur, essuyaient et frictionnaient tout son corps avant de l'oindre d'huile parfumée. L'onction terminée, le baigneur passait au vestiaire (apodyterium), afin de reprendre ses vêtements pour retourner à ses affaires. »

Ainsi, le Bain Romain commençait et finissait comme le bain Russe, dont il différait pourtant sous deux rapports essentiels : 1° en ce que le baigneur, à Rome, était obligé de voyager dans quatre pièces différentes, au lieu que dans le bain Russe, tel qu'il est du moins pratiqué en France, tout se passe dans une seule pièce (l'étuve) jusqu'au moment où l'on gagne le lit de repos ; 2° en ce que les Romains, au lieu de franchir d'un bond, comme les Russes, le passage de la vapeur brûlante à l'eau glacée, ménageaient les transitions et n'arrivaient que par degrés au dernier terme du bain, en passant du *Sudatoire* au *Tépidaire*, de celui-ci au *Frigidaire* dans une pièce close, et du *Frigidaire* au *Baptistère*, piscine en plein air.

Mais, dira-t-on, qu'est-ce qui convient le mieux, de sauter à pied joint d'un extrême à l'autre comme les Russes, ou d'observer les gradations comme les Romains ? — Cela dépend, je crois, des circonstances et de l'effet qu'on veut produire. Certains tempéraments, certains états maladifs, ne peuvent supporter qu'une excitation modérée ; il en est d'autres auxquels les brusques transitions, les perturbations et les contrastes violents deviennent nécessaires.

Au surplus, s'il est vrai, comme on l'affirme, que les Russes se plongent impunément dans l'eau à la glace au sortir d'une étuve de 40 à 50 degrés (Réaumur), rien n'oblige à les imiter dans nos établissements Français, où l'on gradue à volonté la force de la vapeur, ainsi que la fraîcheur des arrosements, de manière à répondre à toutes les exigences des tempéraments divers et même à tous les caprices des baigneurs.

CHAPITRE V.

LES BAINS ORIENTAUX.

—

Il nous reste à parler des bains Orientaux, qui offrent la plus grande analogie avec les bains Romains.

Les bains de vapeur, connus dès la plus haute antiquité en Orient, ont conservé chez ces peuples voluptueux toute la recherche du luxe Asiatique. Le besoin de la propreté dans un climat où l'on transpire beaucoup rendit dès l'origine ces bains nécessaires; le bien être qu'ils procurent en a perpétué l'usage; la religion de Mahomet en a fait un précepte aux croyants. Aussi les orientaux se montrent-ils si passionnés pour ces bains, que les établissements où on les administre se sont multipliés partout. On en compte plus de cent au Caire.

Voici la description de l'un d'eux, empruntée
au docteur Lambert, qui a compulsé les rela-
tions des plus savants voyageurs, entr'autres
Savary, M. de Chabrol et M. Jomard.

« La première salle des bains publics est une
élégante rotonde, entourée d'une large estrade
couverte de riches tapis et divisée en compartiments, où les baigneurs déposent leurs effets
de toilette. Au milieu jaillit un jet d'eau qui
récrée agréablement la vue et entretient dans
ce lieu une fraîcheur modérée. Cette salle est
ouverte à son sommet, afin que l'air puisse y
circuler librement. Après s'être déshabillé, le
baigneur, les reins ceints d'un linge et les san-
dales de bois aux pieds, entre dans un corridor
divisé par plusieurs cloisons. Il reste quelques
instants dans la première cellule, passe dans la
seconde, puis dans la troisième, s'exposant
ainsi à une température qui augmente graduellement jusqu'à la salle principale du bain. Cette
salle spacieuse, magnifiquement pavée et ornée
de marbres de toute espèce, se termine à sa
partie supérieure par une élégante coupole,
formée de verres de couleur qui ne laissent
pénétrer qu'un demi-jour mystérieux. Dans les
quatre coins de la salle sont pratiqués des enfon-
cements qui forment des baignoires ou cuves,

remplies d'eau à divers degrés de température.

» La vapeur toujours renaissante d'une fontaine et d'un bassin d'eau chaude, se mêle aux parfum qu'une molle volupté fait brûler en ce lieu de délices. Le nuage odoriférant ne tarde pas à envelopper tout le corps du baigneur couché sur des tapis, la tête appuyée sur de petits coussins. Les pores de la peau ayant été suffisamment ouverts et une douce moiteur s'étant répandue par tout le corps, vient un serviteur intelligent, dont la main armée d'un gant d'étoffe vous frictionne doucement et vous masse avec art, afin de donner à la peau plus de souplesse, et aux membres plus de flexibilité. Après cette cérémonie, qui se pratique souvent dans un massif placé au centre de la salle, le baigneur va se plonger dans une des cuves dont nous avons parlé, choisissant l'eau à la température qui lui convient. Par un raffinement de volupté, les baigneurs riches substituent souvent à ces immersions, l'effusion sur la tête d'un ou plusieurs seaux d'eau contenant en dissolution du savon parfumé.

» Bientôt le serviteur revient avec une pommade épilatoire, qui dans un instant fait tomber les poils à l'endroit où on l'applique. Pour obéir aux lois religieuses, les deux sexes en font un usage général en Egypte.

» Après cette opération, e baigneur s'enveloppe d'une longue tunique pour se rendre à la première salle : là, pendant que, mollement étendu sur un sopha garni de coussins moëlleux, il se livre aux douceurs d'un paisible repos, un serviteur l'essuie, le masse de nouveau et lime avec une pierre ponce les ongles et les callosités des pieds.

» Ensuite est apportée la pipe, d'où s'échappe bientôt la fumée d'un tabac aromatisé qui embaume la salle, et l'on sert les sorbets et le café moka. Le baigneur, après avoir repris ses vêtements, souvent parfumés au bois d'aloës, quitte enfin ce séjour délicieux.

» Les jours de bains sont aussi pour les femmes des jours de fête. Elles s'y rendent, cachant sous le voile épais, sous le long manteau qui les dérobe aux regards, toutes les ressources de la toilette, tous les artifices de la coquetterie la plus raffinée. A peine arrivées dans la salle, elles laissent tomber ces voiles importuns, impatientes de s'offrir dans tout l'éclat de la parure aux yeux de leurs compagnes. Elles mettent toute leur gloire à les éclipser par la richesse de leurs robes et de leurs

ceintures de cachemire, par la quantité d'or et de
perles fines répandues sur leurs longs cheveux,
ou par la beauté des diamants qui ornent les
mouchoirs des Indes dont leur tête est couron-
née. Plus sensuelles que les hommes, les Egyptiennes prodiguent l'eau de rose et les essences
les plus précieuses dans la toilette qui suit le
bain. Des coiffeuses choisies parmi leurs esclaves tressent artistement leurs longs cheveux
noirs. C'est là qu'elles aiment à passer des
heures délicieuses, qu'elles traitent de leurs
affaires secrètes, et que se concluent les maria-
ges. C'est là que parfois elles passent le reste du
jour en plaisirs, s'enivrant des parfums les
plus exquis, pendant que des esclaves viennent
exécuter devant elles des danses voluptueuses,
ou raconter des histoires d'amour.

» Quoique les riches Musulmans possèdent
de magnifiques bains dans leurs habitations,
ils choisissent quelquefois les bains publics
pour le théâtre de leurs plaisirs et font prévenir
les maîtres des bains qu'ils paieront généreu-
sement pour être seuls. Au milieu des parfums,
des concerts les plus mélodieux, ils se diver-
tissent jusqu'au soir, terminant gaiement cette
partie de plaisir par un splendide repas. »

Tels sont les bains Egyptiens. Il suffit de la

description de l'un d'eux pour avoir une idée exacte de tous les autres; car ils sont tous construits sur le même plan et présentent les mêmes dispositions, ne différant entr'eux que par la grandeur du local et le luxe des décorations.

« Un bain au Grand Caire, avec toutes les préparations et les raffinements voluptueux que recherchent les personnes d'un rang élevé, me coûtait 3 livres, dit Savary dans ses lettres sur l'Egypte (1785), mais les gens du peuple n'y mettent pas tant de façons. Ils vont simplement suer dans l'étuve, se lavent et se frictionnent eux-mêmes, et donnent trois ou quatre sols en sortant. »

Dans le chapitre suivant, nous traiterons des bains Turcs, moins compliqués peut-être que les bains Egyptiens.

CHAPITRE VI.

LES BAINS TURCS (1).

—

Les bains de transpiration, fort répandus en
Turquie et surtout à Constantinople, sont édifiés à l'instar de ceux de l'ancienne Grèce,
mais avec plus de luxe et de magnificence. On
y retrouve, toujours conservé, le *Laconinum*,
système de bains à étuve sèche, dont l'invention
remonte aux Laconiens, comme son nom
l'indique, et qui fut plus tard importé à Rome,
d'où il se répandit avec des modifications

_____

(1) Nous continuons de puiser nos documents dans
l'ouvrage déjà mentionné du docteur Lambert sur les
Bains Russes et Orientaux. Tantôt nous analysons, tantôt
nous citons presque textuellement. Les citations sont
indiquées par des guillemets.

diverses, dans les Gaules, en Espagne, en
Afrique et généralement dans tous les pays où
les Romains étendaient leurs conquêtes. Ce
n'est qu'au moyen-âge qu'on voit disparaître
en France les bains d'étuve, et aujourd'hui ce
sont les Russes qui nous en restituent l'usage,
après l'avoir eux-mêmes, à ce qu'on présume,
avec des modifications diverses, puisé chez les
Orientaux. — Mais revenons au *Laconinum*. Ce
système consiste en un vaste fourneau extérieur
pratiqué au-dessous des salles de bain, de telle
sorte que les flammes circulent incessamment
sous le pavé des salles, élevées sur de nombreux piliers, ainsi que dans l'épaisseur des
murs au moyen de tuyaux conducteurs du
calorique.

Les Turcs ne transpirent pas, comme les
Russes, dans des étuves à vapeur humide,
mais dans des étuves à air chaud, qu'on
appelle communément étuves sèches et où la
sueur se produit plus rapidement que dans les
premières.

Il y a en Turquie, comme partout ailleurs,
les bains publics et les bains privés. Parlons
d'abord des premiers :

« Ce sont des édifices bâtis en superbes
pierres de taille et où les salles de bains sont

élevées sur de nombreux piliers, ou des colonnes, qui les tiennent comme suspendues. D'énormes blocs de pierre horizontalement placés sur la sommité des colonnes et serrés les uns contre les autres, forment le pavé des salles qui se terminent en haut par une rotonde à laquelle est adapté un chassis de fenêtre laissant pénétrer la lumière par des verres concaves. Les murailles sont garnies de nombreux tuyaux montant jusqu'à la partie supérieure et destinés, les uns à éconduire la fumée, les autres à chauffer les étuves comme autant de calorifères. Quant au grand fourneau extérieur qui alimente partout la chaleur, le chauffage en est commis à des esclaves qui y entretiennent la flamme nuit et jour.

» A côté des salles de bain est placé un vaste réservoir d'eau qui alimente les bassins des étuves. Celles-ci sont distribuées en plusieurs pièces qui communiquent entr'elles et dont chacune renferme un petit bassin de marbre en forme de bénitier, qu'on remplit à volonté d'eau à diverses températures pour les ablutions qui suivent ou accompagnent la transpiration. Ce n'est guère que dans les établissements privés qu'on trouve de vastes cuves de marbre où le baigneur se plonge délicieuse-

ment, après avoir transpiré. La pièce d'entrée
est une grande salle magnifiquement ornée,
servant à la fois de vestiaire et de salle de repos
après le bain. Le baigneur se déshabille,
chausse des galoches de bois, et couvert d'un
grand peignoir de coton, il se dirige vers
l'étuve qui lui est assignée. La sueur ne tarde
pas à ruisseler de tout son corps. Un serviteur,
la main garnie d'une pièce de camelot en
forme de bourse, vient le frictionner, puis lui
savonne tout le corps, et finit en l'arrosant
d'eau tiède ou froide, jusqu'à ce qu'il se
trouve suffisamment lavé et rafraîchi. Alors,
ce dernier quitte l'étuve ; on l'essuie soigneu-
sement, et revêtu de son peignoir, il gagne
la grande salle de repos, où il reste quelques
instants mollement couché sur de riches tapis,
après quoi il se rhabille et sort.

» Voilà les bains en commun. — Mais les
grands personnages et les riches particuliers
ont des bains à eux, construits avec plus
d'élégance et de commodité. Ils se composent
en général de deux salles soutenues par des
colonnes ciselées. Les murailles sont tapissées
de petits carreaux de faïence, peints avec un
art merveilleux, et les plafonds ornés de des-
sins emblématiques. Des robinets de bronze

doré versent une eau limpide dans de larges bassins d'un marbre précieux. Les vases dont on se sert pour les ablutions sont d'or ou d'argent, le linge du tissu le plus fin et artistement damassé. Les nacres, les rubis, les émeraudes, brillent sur les galoches de bois odoriférant que chausse le baigneur. La grande salle de repos, garnie de meubles somptueux et ornée de sculptures dorées, est éclairée par des verres de mille couleurs qui reflètent les rayons du soleil en gerbes variées et produisent un voluptueux demi-jour. Au sortir du bain, on prend pour se restaurer le café, le sorbet, ou la limonade. »

Ce ne sont pas seulement les Turcs, mais les Grecs, les Arméniens et les Juifs, répandus en si grand nombre dans l'Empire, qui font un usage constant des bains de transpiration. Quant aux femmes, elles ne sont pas moins passionnées pour ces bains que les Egyptiennes. Elles y trouvent à la fois : un délicieux passe-temps consacré à leur toilette et au rajeunissement de leurs charmes, une sorte d'émancipation au milieu de leur servitude habituelle, une occasion de se voir librement et de rivaliser entr'elles par l'étalage de la beauté et de la parure, enfin un exercice

salutaire et le seul moyen qui leur soit donné
de conserver leur santé et leur fraîcheur
qu'altèreraient autrement bien vîte des habitudes sédentaires et l'état de réclusion auxquels
elles sont malheureusement condamnées.

CHAPITRE VII.

DES BAINS PUBLICS EN RUSSIE (1).

—

Le luxe et la magnificence des Bains Orientaux contrastent singulièrement avec la simplicité, presque rustique, des Bains publics en Russie.

Nous allons donner à nos lecteurs une rapide esquisse de ces établissements, tellement multipliés dans tout l'Empire qu'on en trouve jusque dans les moindres villages. Ils sont institués, soit aux frais du gouvernement, soit aux frais des seigneurs ou des municipalités. L'entrée en est gratuite pour tout le monde.

---

(1) Les passages marqués par des guillemets sont extraits de l'ouvrage de M. le docteur Lambert, déjà mentionné.

« Qu'on se figure une vaste salle, entièrement construite en bois et garnie à l'intérieur de bancs disposés en amphithéâtre avec des gradins. Ces banquettes sont quelquefois recouvertes de matelas de paille ou de foin. C'est là-dessus que s'étendent les baigneurs, cherchant successivement sur ces divers étages de bois le degré de chaleur qui leur convient. On sait que, dans une étuve, les couches les plus chaudes d'air, ou de vapeur, gagnent toujours la partie supérieure.

» Dans un coin de la salle que nous venons de décrire, se trouve un grand poêle construit en pierre ou en brique. Un fort grillage, ou une plaque de fer, garnit l'intérieur du poêle et supporte un lit de cailloux de rivière que l'on a chauffés jusqu'à l'incandescence par un feu constant de bois résineux. Sur ces cailloux rougis le *gardien des bains* jette deux ou trois sceaux d'eau froide. Il laisse échapper cette première vapeur, dite *sauvage,* qui ressemble assez à une épaisse fumée de goudron et va s'attacher au plafond. La salle ainsi purifiée, on continue à jeter par intervalles de l'eau qui remplit constamment la pièce de vapeurs humides.

» C'est dans cette espèce de caverne, à peine éclairée par une petite ouverture garnie d'un

vitrage ou d'une plaque de corne, que les
sujets Russes appartenant aux classes inférieures, prennent leur bain de transpiration,
entassés les uns sur les autres. C'est là qu'ils
viennent deux fois par semaine suer de compagnie, se rendant mutuellement le service de
se frictionner et de se fouetter avec des balais
composés de jeunes branches de bouleau, ou
de peuplier, et enduits d'eau savonneuse.

» A proximité de la salle du bain est un
enclos, ou hangar pareillement construit en
bois et renfermant un puits, ou une citerne,
dans laquelle, au sortir de l'étuve, les baigneurs vont se plonger tout ruisselants de
sueur. Quelques uns se font jeter sur le corps
plusieurs seaux d'eau froide. D'autres vont
faire une immersion dans la rivière voisine,
ou bien, en hiver, se roulent dans la neige.
Ainsi rafraîchis, ils regagnent précipitamment
l'étuve, où ils transpirent de nouveau, pour
recommencer ensuite les immersions froides.
Après ce manège plusieurs fois répété, ils
s'essuient, reprennent leurs vêtements, plus ou
moins chauds suivant la saison, boivent un
verre d'eau-de-vie ou d'une autre boisson
forte, et retournent immédiatement à leurs
travaux accoutumés.

5

» Telle est la disposition des Bains publics en Russie. Mais la noblesse et les seigneurs possèdent des bains plus élégants et plus commodes. Les personnes de cette classe se font néanmoins arroser, frictionner et fouetter, comme les plus humbles Mougiks. Après le bain, elles se jettent quelques instants sur un lit de repos et se restaurent, soit avec d'excellent vin, soit avec du café ou du thé. »

On ne saurait dire combien la pratique générale de ces bains en Russie contribue au maintien et à la conservation de la santé publique. Non seulement elle a pour effet de combattre la malpropreté qui, dans ce pays, tend sans cesse à envahir les classes inférieures ; mais elle endurcit les corps, fortifie les tempéraments et dispose les plus faibles à la lutte contre les éléments extérieurs. Aussi le Russe (nous voulons parler surtout de l'homme du peuple) ne craint-il ni le chaud ni le froid, ni le soleil ni la pluie, ni l'humidité ni les courants d'air. Aguerri contre toutes ces impressions, il est éminemment propre aux rudes travaux de la guerre et de l'agriculture. Enfin, sous un ciel glacé, dans des conditions d'existence chétive et grossière, il n'en atteint pas moins les limites extrêmes de la vie ; car c'est parmi ces hommes du nord qu'on rencontre les cas les plus nombreux et les plus frappants de longévité. A quoi faut-il rapporter ces précieux avantages, que pourraient certes envier à la Russie des nations plus civilisées qu'elle ? Ils sont dus surtout à l'institution hygiénique des *étuves communes* et à l'usage alternatif qu'on y fait de la vapeur chaude et de l'eau froide.

CHAPITRE VIII.

ACTION HYGIÉNIQUE ET CURATIVE DES BAINS DE VAPEUR, DES BAINS RUSSES ET ORIENTAUX.

—

On a vu dans les chapitres précédents la description des divers systèmes de bains en usage chez les peuples anciens et modernes qui paraissent avoir le mieux compris les règles d'une bonne hygiène, soit en créant, soit en perfectionnant ce genre d'établissements, ou en les multipliant dans l'intérêt de la santé publique.

Il nous reste maintenant à parler des effets hygiéniques et curatifs attribués aux bains de vapeur, aux bains Russes et Orientaux, par des autorités médicales d'une assez grande valeur.

A l'égard des bains et douches de vapeur, leur application au traitement des maladies n'est pas nouvelle en France. Déjà au temps d'Ambroise Paré, premier chirurgien de Charles IX et d'Henri III, il y avait des étuves publiques et privées établies dans les principales villes du royaume et fonctionnant à l'usage des malades qui avaient besoin de guérir par les sueurs. Ce savant praticien, dans son grand livre de médecine et de chirurgie dédié à Henri III, et où se trouve résumée toute la science de son temps, a consacré aux bains d'étuve un chapitre spécial, dont nous extrayons les lignes suivantes :

« Les étuves, dit-il dans son vieux langage que nous modifions un peu pour être compris, sont *sèches* ou *humides*. Les *sèches* sont faites avec une évaporation d'air chaud et sec, qui, en échauffant tout le corps, ouvre les pores et amène la sueur. On peut produire une telle évaporation de plusieurs manières : la plus communément usitée est celle qui a lieu dans cette ville (Paris) et ailleurs, aux *étuves publiques*, par le moyen d'un fourneau voûté, sous lequel on fait un grand feu, afin que ledit fourneau étant chauffé puisse produire l'évaporation d'air chaud qui est conduit par des tuyaux dans une pièce où les patients sont réunis pour le recevoir.

» Les étuves humides sont faites avec une vapeur chaude et humide provenant de l'ébullition de l'eau dans une marmite bien close et lutée. La vapeur est conduite par des tuyaux de fer blanc dans une cuve à double fond, dont l'inférieur est percé de trous, afin que ladite vapeur s'échappe de toute part et puisse échauffer et ouvrir les pores du corps pour le faire suer. Le patient, ayant la tête couverte et hors de la cuve, s'asseoit sur un petit siége dans ladite cuve et sue à sa volonté avec telle chaleur qu'il lui plaît. Car la chaleur est modérée par le moyen d'un trou pratiqué au haut des tuyaux et qu'on ouvre lorsque la chaleur est trop grande, non autrement. Ces vapeurs humides sont très plaisantes au corps et il y a plaisir à suer de cette manière. »

Ainsi, sans remonter plus haut, nous trouvons au XVIe siècle les bains de vapeur sèche et humide pratiqués en France, installés dans des établissements publics que fréquentaient les malades, et même préconisés par un grand médecin de l'époque pour les services qu'ils peuvent rendre dans les cas si nombreux où la sueur est nécessaire.

De nos jours, les bains et douches de vapeur trouvent une application constante et régulière à l'hospice St-Louis et dans d'autres établissements de santé où ils forment la base du traitement suivi pour une foule d'affections rebelles à tous les autres moyens de l'art, telles que les affections de la peau, les rhumatismes, les scrofules, etc., etc.

Pour ce qui est des bains Russes et Orientaux, leur introduction en France est assez récente et ne date guère que d'une trentaine d'années. Il va sans dire d'ailleurs qu'on ne les y a adoptés qu'avec de certaines modifications réclamées par nos mœurs et notre climat, mais qui ne changent rien au résultat essentiel du bain.

Le premier médecin d'un grand renom qui se soit prononcé énergiquement en faveur des bains Russes, paraît être le célèbre docteur Sanchès, médecin de l'Impératrice Catherine de Russie, et disciple de l'immortel Boerrhave.

« Les médecins Grecs et Romains, dit Sanchès, ayant reconnu l'efficacité des bains d'étuve, commencèrent à s'en servir. Ces bains de vapeur furent mis en usage par Hippocrate, Galien, Oribaze. C'était la moitié des remèdes dont ils se servaient dans les maladies. Pline dit qu'on ne connut pas d'autre médecine pendant 600 ans.

» Je ne méprise pas tous les remèdes, tels que les purgatifs, l'opium, le mercure, le quinquina; mais je pense que le bain Russe peut tenir lieu de la moitié des médicaments contenus dans la plupart des pharmacopées, et, s'il est vrai que la société doive être heureuse de trouver un remède d'un emploi facile et efficace au point, non seulement de conserver l'état de santé, mais encore de guérir ou soulager les maux dont les hommes sont si souvent attaqués, je ne trouve que le bain Russe, administré comme le prescrit une saine médecine, qui puisse produire de tels effets.... Que ceux qui se mêlent de guérir m'indiquent, s'ils le peuvent, un remède aussi facile, aussi efficace, aussi prompt dans ses résultats ! (Mémoire sur les Bains Russes adressé à l'académie de médecine de Paris, 1779). »

« Je ne connais pas de meilleur remède, dit ce praticien dans un autre endroit de son mémoire, contre la siphilis et ses suites fâcheuses, que d'aller aux bains Russes tous les jours et de se coucher au sortir du bain. Ce traitement joint au spécifique connu, le mercure, est le plus sûr, et l'expérience n'a jamais trompé mon attente. »

— Voici, maintenant, formulée en peu de mots, l'opinion du savant professeur Reil, alors médecin du Roi de Prusse :

« Les bains Russes fortifient l'enfance, rappellent les roses sur les joues décolorées de la jeunesse, conservent l'âge mûr et régénèrent la vieillesse. »

Nous ne saurions dire au juste de quelle publication du docteur Reil est extraite cette sentence, qui sert d'épigraphe au livre de M. Lambert (Des bains Russes et Orientaux, Paris, 1842).

— Le docteur Timony, qui paraît avoir séjourné longtemps en Orient, s'exprime de la façon suivante dans une dissertation sur les bains Orientaux.

« Il est indubitable, dit Timony, que le bain d'étuve oriental tient le corps net et le garantit de plusieurs maladies, surtout cutanées. C'est en se baignant ainsi qu'on guérit les dartres, la gale, les maladies de la peau :

» Quoique les femmes Turques ne fassent pas beaucoup d'exercice, car elles sont presque tout le jour assises sur un sopha et sortent rarement, cependant elles sont en général bien portantes, ce qu'on ne saurait attribuer qu'à l'usage de leurs bains, où elles se plaisent d'ailleurs beaucoup. (Dissertation sur les Bains Orientaux, pag. 17 et 18). »

Le docteur Meyer de Wurtzburg se montre aussi grand partisan des bains Russes. On en pourra juger par l'extrait qu'on va lire d'une dissertation savante de ce docteur sur le sujet spécial qui nous occupe :

« Les bains Russes, dit-il, fortifient la peau et l'endurcissent contre les impressions nuisibles d'un climat sujet à beaucoup de variations trop subites. Ils deviennent par là le meilleur préservatif contre les nombreuses maladies rhumatismales et catarrhales occasionnées par l'inaction de l'organe de la peau.

» L'expérience a démontré jusqu'à l'évidence que les bains de vapeur Russes sont d'une efficacité incontestable contre les rhumatismes. Quand ils sont récents, quelques bains suffisent pour les guérir; chroniques, il en faut davantage. Dans cette catégorie, il faut ranger une foule de maladies qui prennent leur source dans les rhumatismes.

» Les bains Russes obtiennent des succès certains contre la goutte aiguë et chronique, lorsque la plus forte inflammation a été calmée par un traitement convenable. Dans les cas même les plus invétérés et les plus compliqués de calus goutteux, ces bains sont très efficaces.

» Ils ont encore la plus grande efficacité contre les diverses maladies du système lymphatique qui proviennent de la pauvreté et de l'inaction du sang, notamment les affections scrofuleuses et les maux qui les accompagnent.

» Ils combattent puissamment les maladies des organes de la respiration, telles qu'affections catarrhales, rhumes opiniâtres de poitrine ou de cerveau, toux, oppression de poitrine, enrouement, extinction de voix, sécheresse de la gorge, etc., etc.

» Le bain d'étuve est le moyen le plus actif pour combattre les accidents qui résultent de l'usage trop prolongé et trop indiscret du mercure; et même, durant l'emploi de ce remède, le bain de vapeur est le moyen le plus propre à en favoriser l'effet, parce que la chaleur augmente son action et prévient tous les mauvais résultats en favorisant l'absorption par la peau et en dépurant le sang. (Dissertation sur les bains Russes, Wurtzburg, 1829.) »

— Si nous interrogeons ensuite le docteur Schmidt de Berlin, il nous répondra :

« En général, le principal emploi des bains Russes est diététique. Les personnes d'un tempérament irritable, sujettes à tomber malades

aux moindres variations atmosphériques, s'en
trouvent fort bien. Un bain Russe pris de temps
en temps les garantit sûrement des maladies
auxquelles on n'échapperait pas sans cette précaution.

» Mais ces bains ont aussi une puissante
action curative : ils guérissent notamment la
goutte. Aussitôt que cette terrible maladie s'est
manifestée par des douleurs, les bains Russes
sont le remède le plus prompt, le plus infail-
lible, et celui qui doit être préféré à tout autre.
Non seulement, ils dissipent la maladie d'une
manière aussi rapide que certaine, mais ils
préviennent aussi les rechutes, la raideur des
articulations et les nœuds goutteux. Si tous les
accidents existent déjà, on peut les guérir
encore, mais par l'usage longtemps continué
des bains Russes.

» A l'égard des maladies nerveuses, quoique
ces bains n'agissent sur la moëlle épinière que
par les douches de vapeur et les frictions appliquées sur l'épine dorsale, et sur le système
nerveux qu'en apaisant l'irritabilité et les crampes des nerfs, cependant leur action générale
produit des résultats si favorables qu'on ne
saurait trop en recommander l'usage en pareil
cas. Le fait est que, par l'emploi de ces bains,

on a souvent obtenu la guérison, non seulement des crampes, des douleurs spasmodiques de l'estomac, des névralgies, des paralysies, mais encore de plusieurs cas d'hypocondrie, d'hystérie, d'épilepsie.

» Enfin, les bains Russes sont un spécifique devant lequel disparaissent sans exception toutes les dartres, sans que l'on ait à craindre les suites de cette disparition. Leur efficacité est si grande contre les affections cutanées, qu'il n'est jamais nécessaire d'employer d'autres remèdes, si ce n'est dans les cas compliqués.

» Les dartres répercutées par des traitements inhabiles reparaissent sous l'action de ces bains, qu'on emploie conséquemment avec succès contre toutes maladies internes occasionnées par cette répercussion.

» Ils conviennent d'ailleurs à tous les âges. Mon fils, à peine dans sa sixième année, n'avait pas de plus grand bonheur que quand je le conduisais aux bains Russes. Et le respectable conseiller Pocchamer, qui dans sa soixante-sixième année continue l'usage diététique de ces bains, auxquels il doit la guérison radicale d'une affection dartreuse qui le tourmentait depuis douze ans, avoue ingénument qu'à son âge il jouit d'une santé si forte et si parfaite qu'il serait disposé à croire que les bains Russes sont un moyen d'éloigner la vieillesse ! (Dissertation sur les bains Russes, Berlin, 1824.) »

Après les suffrages des médecins étrangers, il convient de recueillir ceux des médecins Français. Leur nombre sera nécessairement plus restreint, parce que les bains Russes sont encore à l'état d'expérimentation en France, tandis qu'ils ont depuis longtemps fait leurs preuves en Russie, en Prusse, en Allemagne. Toutefois, dans notre pays même, des théoriciens et des praticiens distingués ont déjà proclamé bien haut l'utilité de ces bains et surtout leur innocuité, à moins de circonstances exceptionnelles. — Voici d'abord l'opinion de M. le docteur Rostan :

« On s'est souvent étonné que les Finlandais et les Russes se roulassent dans la neige au sortir d'une étuve de 50 degrés (Réaumur); mais si l'on réfléchit au surcroît d'activité qui règne alors dans tous les organes, et surtout à la force extrême d'expansion qui résulte d'un pareil bain, on sera moins surpris de ce phénomène. Des observateurs ont éprouvé qu'au sortir de ces bains un froid de 3 à 4° (R) n'était pas sensible pour eux, ce qu'on ne peut expliquer que par cette énorme réaction du centre vers la circonférence, qui rend nul tout effet exercé dans un sens contraire.

» Lorsque la chaleur de l'étuve s'élève au-dessus de la chaleur naturelle, les fonctions animales s'exercent avec plus d'aisance et de régularité. Tous les voyageurs qui ont pris de semblables bains de vapeur en font les plus grands éloges. Tous s'accordent à dire que l'on se sent pour ainsi dire renouvelé, qu'on naît à une nouvelle vie. On est calme, dispos; toutes les fatigues ont disparu; les douleurs et les tiraillements des membres sont remplacés par un sentiment de quiétude et par un bien-être indicibles. (Dict^{re} de médecine, tome 3, pages 235 et 236.) »

On voit dans quels termes favorables le docteur Rostan parle des bains Russes. Son opinion méritait d'être signalée à deux égards, 1° parce que les motifs en sont saisissants; 2° parce qu'elle émane d'un homme haut placé dans la science. Cependant, il n'aura pas échappé à nos lecteurs que le docteur Rostan raisonne sur le bain Russe en théoricien, non en expérimentateur. Sous ce rapport, son opinion ne serait pas décisive, surtout si elle était isolée. Aussi avons-nous hâte de produire d'autres autorités.

— Nous insisterons particulièrement sur le témoignage du docteur Rapou, de Lyon, praticien expérimenté, qui mérite la plus grande confiance par l'étude approfondie qu'il a faite des *vapeurs* appliquées au traitement des maladies. Voici le langage qu'il tient dans différentes publications émanées de lui :

« Parmi les moyens qui offrent à l'homme les plus puissants secours contre les infirmités qui l'assiégent, les douches de vapeur tiennent incontestablement le premier rang. Un grand nombre d'affections qui ont résisté opiniâtrément à tous les traitements imaginables et les plus savamment combinés, cèdent avec une facilité surprenante à l'action des douches de vapeur, et plusieurs de nos concitoyens doivent à leur usage la guérison de maladies réputées incurables; les douches de vapeur sont employées avec le plus grand succès dans le rhumatisme chronique, la sciatique, la paralysie, les engorgemeuts divers, les tumeurs lymphatiques, les raideurs articulaires, les rétractions des muscles, les ulcères atoniques, certaines espèces de dartres, les dépôts froids, les hydropisies des membres.

» Ne doit-on pas s'étonner justement que cet agent curatif ait été négligé au point qu'il

n'en soit pas même question dans les principaux ouvrages de matière médicale? (Atmi-
diatrique, pag. 98 et 104.) »

« Il semblerait qu'au sortir d'un bain de
vapeur à une température assez élevée, on
doive être sensible au moindre froid ; mais
l'expérience prouve qu'après une vive excitation qui double la vie en accélérant de beaucoup la circulation générale et capillaire, et
lorsque le mouvement de réaction du centre
à la circonférence est bien établi, on peut
s'exposer à un froid très rigoureux sans éprouver d'impression pénible ni la moindre incom-
modité. C'est pour cette raison que les Russes
se roulent impunément dans la neige au sortir d'une étuve de 40 à 50 degrés (R.) L'espèce de fluxion que détermine sur la peau
l'action de la vapeur à cette température,
principalement si le bain a été précédé ou
suivi de frictions, dure plusieurs heures en
s'affaiblissant graduellement, de sorte que
l'impression du froid est d'autant moins sensible qu'on est sorti du bain depuis moins de
temps. J'ai souvent vérifié moi-même ce fait
physiologique, en m'exposant pendant l'hiver
au sortir d'un bain de vapeur à l'action de
l'air froid, non seulement sans peine, mais

6

avec une espèce de jouissance comparable à
celle que fait éprouver un vent frais au milieu
d'un jour brûlant ; et cet effet se prolonge au
point que j'ai été constamment obligé pendant quelques jours de me vêtir moins chau-
dement.

» Au sortir des bains d'étuve, on se sent
délassé, calme, rafraîchi, plus dispos et plus
léger ; il semble qu'il existe plus d'harmonie
et même l'équilibre le plus parfait entre les
divers organes de l'économie, et l'état de
quiétude et de bien-être général que font
éprouver les bains de vapeur les ont fait
regarder par tous les peuples qui en ont fait
et qui en font usage, comme une des plus
douces jouissances de la vie.

» Les femmes turques sont moins sujettes
aux maladies nerveuses que celles des autres
climats et surtout les françaises, ce qui tient
évidemment à l'usage habituel qu'elles font
des bains de vapeur.

» Mais les résultats qu'on obtiendra de ces
bains pour le traitement des maladies seront
très différens, suivant que l'usage en sera
dirigé par un médecin qui en aura fait le
sujet de ses méditations, ou par un autre qui,
ne s'étant jamais occupé de l'étude des va-

peurs, les prescrirait sans distinction et quelquefois même pour céder aux instances des malades.

» Un certain nombre d'hypocondriaques ont été soumis à l'action des bains de vapeur. Tous ceux qui ont persisté dans ce moyen en ont éprouvé d'heureux effets. Et, à cet égard, les bains à l'orientale, accompagnés ou suivis de frictions, m'ont toujours paru préférables à ceux par encaissement dans des boîtes.

» Des cures dont le nombre se multiplie chaque jour, ne permettent pas même à la plus aveugle prévention de révoquer en doute l'utilité de la méthode fumigatoire pour le traitement des phlegmasies aiguës; son efficacité dans les inflammations chroniques repose sur des bases plus solides encore.... On préférera, toutes choses égales, les bains à l'orientale dans les affections des organes digestifs.

» Les douleurs nerveuses de l'estomac, le vomissement spasmodique et toute névrose essentielle, soit dans l'organe principal, soit dans les autres parties de l'appareil digestif, sont efficacement combattus par les bains d'étuve.

» De tout temps on a retiré un certain

avantage, dans le traitement de l'hystérie, de l'emploi local des fumigations.

» Lorsque la siphilis a résisté au mercure, j'ai employé les bains de vapeur ordinaire avec un succès remarquable, et sans autre secours je suis bientôt parvenu à rendre les malades à la santé! Ces bains diminuent constamment la violence de la maladie, en régularisent la marche et en abrégent la durée. (Méthode fumigatoire, tom. 1 et 2, pag. 70, 75, 185, 235, 276, 279 et 387). »

— Nous pourrions citer encore les docteurs Bégin et Fournier Pescay, qui conseillent les bains Russes et Orientaux pour le traitement des scrofules (Dict^re des sciences médicales, tom. 50, pag. 365); le docteur Buisson qui, dans une notice lue à l'académie des sciences en 1834, a préconisé l'usage des bains de vapeur contre l'hydrophobie; enfin le docteur Lambert lui-même, spécialiste très compétent et écrivain consciencieux, à l'ouvrage duquel nous avons emprunté la plupart des citations médicales qui précèdent. Bornons-nous à renvoyer à la lecture de son livre les personnes désireuses de se renseigner plus amplement sur cette matière. (Des bains Russes et Orientaux par le docteur Lambert, 1 vol., Paris, 1842.)

Voilà, je pense, un faisceau de témoignages suffisant pour accréditer dans l'opinion des personnes sensées l'usage des bains de vapeur, Russes et Orientaux, et pour combattre les préventions défavorables que l'ignorance ou la routine pourraient encore entretenir çà et là contre ce mode de balnéation.

CHAPITRE IX.

DU MASSAGE ET DE QUELQUES AUTRES ACCESSOIRES DES BAINS DE VAPEUR ET RUSSES.

—

Ainsi qu'on a pu le voir par ce qui précède, un bain de vapeur *pur et simple* consiste à s'introduire nu dans une pièce remplie de vapeur chaude, qui se renouvelle incessamment; à suer dans cette étuve pendant un temps plus ou moins long, toujours proportionné aux forces du baigneur; et puis, quand on est las de cet exercice, à passer dans un lit de repos pour y continuer la sudation sous des couvertures.

Un bain Russe *pur et simple* consiste dans

la vapeur chaude et l'eau froide administrées alternativement et par de brusques transitions de l'un à l'autre, dans une étuve disposée à cet effet et dont on sort quand on est suffisamment baigné, pour se reposer quelque temps dans un lit, ou dans un cabinet chauffé à une douce température.

Et il est à remarquer qu'un bain Russe, bien administré, provoque des sueurs plus abondantes qu'un bain de vapeur ordinaire. C'est un fait d'observation que chacun peut vérifier aisément.

Mais le bain de vapeur et le bain Russe, administrés sous la forme simple que nous venons d'indiquer, ne suffisent pas toujours à produire les effets qu'on en attend, soit au point de vue hygiénique, soit à celui d'un traitement curatif. Ils doivent, dans certains cas, s'accompagner de certaines pratiques accessoires, si l'on veut obtenir d'eux toute l'efficacité désirable. C'est ici le lieu de parler des *onctions*, des *frictions*, de la *fustigation* et du *massage*, pratiques toujours salutaires et quelquefois indispensables pour recouvrer une santé parfaite. Exposons donc brièvement la nature et les avantages de chacun de ces quatre auxiliaires de l'art balnéatoire.

I.

Les Onctions.

Elles se font après le bain, sur tout le corps, ou sur des surfaces déterminées, avec des substances grasses, soit des huiles simples, ou des huiles parfumées. Leur effet est d'humecter, d'adoucir la peau, de prévenir les inconvénients d'une transpiration excessive, d'assouplir les muscles et les articulations, de rendre le corps plus agile et plus dispos, tout en introduisant dans l'économie, suivant les cas, diverses substances douées de propriétés médicinales.

Les anciens peuples, tels que les Hébreux, les Grecs, les Romains, cultivaient avec un soin tout particulier l'*aliptique*, ou l'art d'oindre les corps. Dans les jeux publics, dans les gymnases, dans les cirques, tous les exercices de force et d'adresse étaient précédés de frictions et d'onctions. Nous avons vu qu'à Rome, du temps des Césars, chaque établissement de bains publics, sans parler des bains privés, avait son *onctoire*, lieu où se déposaient les huiles et les parfums ; ses *oigneurs*, esclaves dont la fonction spéciale est suffisamment indiquée par leur nom. Les anciens avaient donc reconnu l'utilité des onctions pour rendre les corps plus souples, plus agiles et peut-être aussi plus robustes. Au moyen-âge et chez les peuples modernes, l'*aliptique* a été négligée aussi longtemps que les exercices gymnastiques ont cessé d'être en honneur. Mais, de nos jours, on est revenu à des idées plus saines en matière d'hygiène et d'éducation physique. On recommence à fréquenter les gymnases ; il n'y a pas de raison pour qu'on ne reprenne aussi la pratique des onctions, accessoire indispensable de la gymnastique et moyen indiqué par la nature elle-même pour rectifier dans certains cas les fonctions troublées du système cutané.

II.

Les Frictions.

Elles nettoient la peau, ouvrent les pores, favorisent les fonctions exhalantes et absor-

bantes, accélèrent la circulation capillaire,
provoquent l'afflux du sang vers les surfaces
stimulées, et développent à la périphérie du
corps une chaleur artificielle propre à combattre avantageusement le froid et l'humidité.
Elles donnent de la souplesse aux muscles, du
jeu aux articulations; elles stimulent toute
l'économie et, par leur retentissement jusqu'aux organes intérieurs, rétablissent l'harmonie des forces vitales.

Chez les Romains le bain était accompagné
de frictions nombreuses et répétées qu'ils
recherchaient avec délices. Muni d'un *strigile*,
(grattoir de corne ou d'ivoire), un esclave
frottait vivement la peau du baigneur et déta-
chait toutes les impuretés que la transpiration
avait pu y amasser. Ces frictions duraient assez
longtemps; elles exigeaient une certaine habileté de main pour ne pas devenir douloureuses. Cela se pratiquait ainsi pour les riches
ou les demi-riches. Quant aux pauvres, ils
n'y mettaient pas tant de façon. Ils se conten-
taient de simples frictions à la main qu'ils
se faisaient administrer par un camarade,
ou bien ils se les administraient eux-mêmes
en frottant contre la muraille les parties du
corps que leurs mains n'eussent pu atteindre.

Le fruit des frictions plébéiennes résonnait diversement dans les salles de bain, suivant que la main du frictionneur frappait du creux ou du plat.

Ainsi les frictions étaient à Rome un accessoire indispensable du bain, un moyen de propreté et de santé consistant dans l'enlèvement des impuretés que la transpiration dépose incessamment à la surface de la peau.

Chez nous, les frictions se pratiquent tantôt avec un gant de peau, d'étoffe de laine ou de crin; tantôt avec une brosse de flanelle, de crin ou de chiendent.

Les frictions ne constituent pas seulement un moyen hygiénique et de propreté pour l'entretien de la santé. La médecine emprunte leur secours avec avantage pour combattre un grand nombre de maladies, telles que les rhumatismes, les paralysies, les engorgements lymphatiques, les embarras de la circulation, l'atonie ou la faiblesse des tissus. Elle les emploie avec fruit dans tous les cas où il est nécessaire de stimuler l'activité du système cutané par une excitation artificielle qui retentit dans tout l'organisme.

Les personnes d'un tempérament délicat ou nerveux; celles qui mènent une vie trop séden-

taire, où qui sont épuisées par des excès de
tout genre; les enfants, les vieillards; les
constitutions débiles chez lesquelles il y a
appauvrissement de chaleur et de force vitale,
ne peuvent se passer de frictions. Ce sont les
frictions qui donnent aux femmes de l'Orient
cette souplesse, cette fraîcheur, ce velouté de
la peau, si enviés par nos Européennes!

III.

Le Massage.

Il consiste dans un ensemble de manipulations et de pressions habilement graduées,
qu'on pratique par le corps nu du baigneur,
pendant ou après le bain de vapeur. Ordinairement c'est dans l'étuve même et dans l'in-
tervalle des sudations que s'opère le massage.
Le baigneur est horizontalement couché sur
un lit de bois recouvert d'un drap ou d'une
natte. On commence par exercer de fortes
pressions sur les épaules et sur la poitrine;
puis on parcourt successivement le dos, les

reins, le bassin, le ventre, qui sont tour-à-tour foulés, manipulés avec adresse et sans nulle souffrance, quand l'opérateur est habile. Après le pétrissement des chairs et des muscles sur toutes les surfaces, on agite, on remue les membres, on les tiraille dans tous les sens; on les allonge, on les fléchit, de manière à faire craquer les articulations — un bon masseur connaît ordinairement l'anatomie du corps humain — cette gymnastique artificielle est entremêlée de pressions tantôt douces, tantôt légères; de frictions tantôt lentes, tantôt rapides; et le tout se termine par une bonne dose de vapeur suivie d'un arrosement froid, après lequel on est bien essuyé, enveloppé, porté sur un lit de repos, d'où l'on sort pour jouir d'un calme et d'un bien-être inconnus à ceux qui n'ont jamais subi le massage. Il semble que le baigneur ainsi opéré renaisse à l'existence, ou du moins retrouve toutes les sensations de la jeunesse. Plus de malaise, plus de gêne, plus de lourdeur dans les membres; le jeu des articulations se fait librement; le corps est souple, léger, agile et dispos. Et cette heureuse transformation, notez-le bien, n'est pas momentanée. L'effet se prolonge plusieurs jours de suite, après lequel on recommence l'opération, si besoin est, pour arriver ainsi par degrés à un rétablissement complet des forces.

Le massage, après être resté longtemps une pratique d'hygiène tout à fait orientale, semble devoir aujourd'hui complètement passer dans nos mœurs, surtout parmi les classes élevées de la société. Il est recommandé par de hautes autorités médicales, non seulement comme un excellent moyen d'hygiène, mais encore comme un remède efficace et spécial dans les mêmes cas pathologiques pour lesquels on prescrit les bains Russes et les frictions. Enfin, il agit avec beaucoup plus de puissance et d'efficacité que ces dernières employées isolément.

CHAPITRE X.

HYDROTHÉRAPIE.

—

Bagnères-de-Bigorre, nous l'avons dit dès les premières pages de ce livre et nous ne saurions le répéter avec trop d'insistance pour l'instruction des baigneurs, Bagnères-de-Bigorre possède un superbe établissement thermal qui renferme :

Des eaux minérales à profusion;

Des douches d'eau minérale à toute température et à toute pression;

Des vapeurs chaudes d'eau minérale non utilisées pendant trop longtemps, mais qui le sont à présent et qui offrent une précieuse ressource thérapeutique, sans parler de leur application, déjà commencée, comme moyen de chauffage économique;

Des étuves Romaines pour les · bains de transpiration;

Des douches de vapeur pour les fumigations locales;

Des cabinets de bains Russes établis dans le goût le plus moderne, avec frictions, massage et lits de repos;

Enfin, des douches froides à haute pression pour le traitement hydrothérapique, et des bains domestiques, ou d'eau naturelle, à température variable, pour les besoins de propreté et de simple délassement.

Ce sont là de grandes richesses thérapeutiques concentrées dans un établissement thermal, et qui suffiraient seules à sa vogue et à sa prospérité, quand d'autres circonstances favorables n'y viendraient pas concourir. Nous voulons parler des avantages de résidence qu'offre cette ville sous le rapport du climat, de la salubrité, de la propreté, et des mille agréments de la position topographique.

Mais, si l'on voulait étendre encore l'utilité de ce bel établissement, faire qu'il répondît à tous les besoins, qu'il remplît toutes les indications de l'art et de la science modernes, qu'il méritât enfin de joindre à son nom de

Thermés celui d'**Etablissement complet d'hygiène et de santé publique,** on y parviendrait, nous en avons la conviction, avec quelques efforts de plus et sans être entraîné à des dépenses excessives.

Ainsi nous croyons qu'il ne serait pas impossible, en utilisant convenablement les vides qui peuvent exister derrière et dans l'intérieur des *Thermes*, et en modifiant quelques unes des dispositions actuelles du bâtiment, d'y organiser un appareil complet d'hydrothérapie, avec des salles affectées au traitement des malades, suivant cette nouvelle méthode de guérison qu'on désigne à tort d'un mot grec, et qui devrait bien plutôt porter le nom de son inventeur, de l'illustre paysan de Silésie, Priesnitz !

L'hydrothérapie, ou traitement par l'eau froide et par les sudations, est, comme chacun sait, une branche nouvelle de l'art de guérir, qui a fait partout de nouveaux adeptes, qui compte des partisans même parmi les sommités scientifiques, et dont on ne peut méconnaître l'importance, en songeant aux cures merveilleuses qu'elle produit chaque jour dans des cas désespérés.

Or, que faudrait-il pour faire de l'hydrothé-

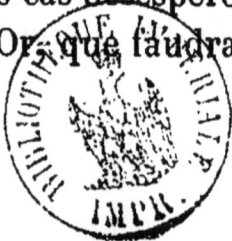

7

rapie à Bagnères-de-Bigorre, ville si bien dotée
par la nature pour cette destination, qu'elle a
déjà été le point de mire d'un célèbre docteur
hydropathe, lequel ne fut détourné de ses
projets que par la crainte fondée d'une con-
currence possible de la part du grand établissement thermal? En effet, l'assiette de la ville
au pied des monts, la beauté du paysage envi-
ronnant, la douceur du climat, la vivacité et
la pureté de l'air qu'on respire à Bagnères et
qui a toujours préservé ses habitants de l'in-
vasion du choléra, l'abondance des sources,
des eaux courantes, des arbres et de tous les
éléments d'une riche végétation, la multiplicité
des avenues qui donnent accès dans les murs
de la ville, ainsi que des promenades sinueuses
tracées sur les hauteurs boisées qui la domi-
nent, tout cela concourt à faire de Bagnères le
siége par excellence d'un établissement hydrothérapique.

Que faudrait-il pour cela? Bien peu de chose
en vérité :

D'abord, un vaste réservoir d'eau naturelle
et froide, à 20 mètres de hauteur du sol,
alimenté par une rivière, ou un canal de
dérivation, ou une source abondante. Sa construction en bois dans la forme d'un immense

tonneau garni de cercles de fer, présenterait plus de solidité et d'élasticité que la pierre, qui ne résiste pas à une forte pression liquide, ainsi que l'expérience l'a prouvé. C'est dans de pareilles conditions qu'est établi et que fonctionne à merveille le grand bassin des Néothermes, à Paris; il contient 60 mille litres d'eau à 9 degrés centigrades, et se trouve alimenté par un puits artésien.

Du réservoir dont il s'agit partiraient de nombreux conduits, dirigeant l'eau en tout sens pour la verser par divers orifices, sous forme de douches ascendantes, descendantes et horizontales, sous forme de gerbes, de lames, de jets pointus, de pluie fine ou épaisse, de pluie en cercle, et même de *poudre d'eau* (qui produit sur le corps des effets surprenants), dans une grande salle destinée à recevoir et à écouler l'élément liquide, ainsi comprimé, façonné, divisé.

Cette salle, aux murs enduits de plâtre et d'une forte couche d'huile par dessus, avec revêtement de marbre jusqu'à un mètre de hauteur, au sol planchéié de façon que les planches, ne joignant pas parfaitement, laissassent écouler l'eau à mesure qu'elle viendrait; cette salle, disons-nous, renfermerait

des cuves, des bassins qui s'empliraient d'eau
à divers degrés de température jusqu'à la glace,
et au milieu une large piscine à eau courante
et à lame pour les immersions vives. Elle
serait chauffée l'hiver par un calorifère, pour
empêcher d'y geler. Une ventilation régulière,
au moyen de vasistas, sècherait la pièce et
l'assainirait en y renouvelant l'air.

C'est là que les malades seraient introduits
nus, et qu'ils subiraient les ondées, les aspersions et les immersions suivant l'ordonnance :
— tout cela, d'ailleurs, se passe très rapidement; on ne séjourne guère dans l'eau à de
basses températures; on ne résiste pas longtemps à l'action des douches et des arrosements
froids. C'est l'affaire de quelques minutes.

A proximité de la salle d'eau et séparée
d'elle, si l'on veut, par un couloir ou une
galerie, supposez une autre vaste pièce, convenablement chauffée par des calorifères qui y
entretiennent une température douce et égale
de 18 à 20° (cent.) Cette pièce est distribuée en
divers compartiments avec lits, alcôves, et
tout le matériel nécessaire à la transpiration.
Le malade est d'abord enveloppé dans un drap
légèrement mouillé; puis emmailloté dans
trois ou quatre couvertures de laine et un

édredon par dessus, tout cela formant un blocus hermétique, sans trop gêner pourtant les mouvements du corps ni la respiration. C'est sous ces enveloppes, artistement combinées, que se reproduisent une réaction salutaire et une abondance de transpiration inouïe. L'effet est, beaucoup plus lent, mais plus intense peut-être que dans un bain de vapeur. Il faut rester plusieurs heures dans cette prison, et l'on active de temps à autre la transpiration en faisant avaler au patient quelques verres d'eau fraîche. Il ne sort du maillot, tout en nage, que pour être plongé, jusqu'au cou, dans la piscine glacée.

Voilà les deux éléments bien simples de l'hydrothérapie : les applications d'eau froide et les sudations laborieuses. — Après les premières, le mouvement, la gymnastique, les courses en plein air ; — quand on a bien transpiré, l'eau froide immédiatement, mais sous une infinie variété de formes appropriées à la nature des maladies et des tempéraments.

Il nous semble qu'un appareil, tel que nous venons de le décrire, et des salles de la destination indiquée, pourraient s'agencer à l'édifice thermal de Bagnères, sans contrarier par trop ses dispositions actuelles.

Mais si nous nous trompons, si la chose était impraticable faute d'espace, ou pour d'autres raisons, on pourrait alors édifier, à proximité des *Thermes*, un bâtiment-annexe, exclusivement affecté à l'hydrothérapie, et dont le plan serait conçu d'après les meilleurs modèles du genre.

Enfin, si des difficultés trop grandes, que nous n'apercevons pas, pour notre compte, s'opposaient, quant à présent du moins, à la réalisation de l'une ou de l'autre de ces grandes combinaisons, ne conviendrait-il pas d'y suppléer en partie, en faisant construire le plus tôt possible dans le périmètre des *Thermes* une vaste piscine froide à eau courante, qui aurait le double avantage de servir aux immersions des baigneurs sortant des étuves Romaines, de manière à leur procurer à peu de frais un bain Russe simple, et d'être utilisée avec les douches froides de l'établissement, et les lits de repos dont il est déjà pourvu, pour un commencement d'expériences hydrothérapiques?

Nous terminons en signalant ces améliorations nouvelles dans un intérêt d'utilité publique et pour la plus grande prospérité de cette belle station thermale.

CHAPITRE XI.

DES BAINS A L'HYDROFÈRE ET DE LEUR ADMINIS-
TRATION A BAGNÈRES-DE-BIGORRE.

—

Ce qui précède était écrit, quand a paru une découverte nouvelle, un nouveau procédé balnéatoire appelé à rendre de grands services thérapeutiques et dont nous devons nécessairement parler dans cet ouvrage, à cause de la liaison intime qui existe entre les bains de vapeur et les bains à l'hydrofère.

« Le bain à l'hydrofère peut avec avantage remplacer le bain ordinaire, et ce nouveau système de balnéation constitue une véritable conquête thérapeutique. »

C'est dans ces termes, dignes de frapper l'attention, qu'a été caractérisée au sein de l'Académie de médecine de Paris (séance du

14 février 1860) la découverte de M. Mathieu (de la Drôme), après un examen attentif des appareils de l'inventeur et du mémoire de M. Hardy, contenant les observations cliniques recueillies par cet éminent praticien pendant huit mois d'expérimentation à l'hôpital St-Louis, du nouveau système balnéatoire, sur des sujets atteints d'affections très graves, dont la plupart ont été radicalement guéris et les autres notablement soulagés.

Après ces épreuves décisives, quand l'expérience a parlé, quand la science officielle s'est prononcée, il ne reste plus au corps médical qu'à s'incliner devant le mérite de la nouvelle découverte, et à en faire de judicieuses applications dans sa pratique journalière partout où l'appareil balnéatoire de M. Mathieu (de la Drôme) se trouvera mis à la disposition des médecins et des malades, grâce à l'initiative de l'industrie privée, ou des administrateurs des établissements de bienfaisance.

Le nouveau système de balnéation existe à peine depuis moins de deux ans, et déjà il fonctionne à l'hôpital St-Louis et à l'établissement spécial de la rue Taranne, 12, à Paris. Déjà il s'installe à Bruxelles, à Londres, à St-Pétersbourg, à New-Yorck. C'est le propre des découvertes utiles de faire vite leur chemin dans le monde.

Ces bains ont été expérimentés sur des personnes de tout âge, de tout sexe — enfants, jeunes filles, vieillards ont suivi le nouveau traitement sans répugnance et l'ont poussé sans inconvénient aussi loin que leur état le réclamait. S'il y a eu quelques désertions, le caprice et la bizarrerie de certains caractères suffisent à les expliquer.

Indiqués spécialement pour les affections cutanées, ces bains ont été encore administrés avec succès dans le traitement des rhumatismes et d'autres cas morbides dont nous ne voulons pas faire ici la nomenclature.

Disons maintenant ce que c'est que le bain à l'hydrofère.

C'est tout simplement un bain de poudre d'eau incessamment renouvelée sur le corps du baigneur pendant toute la durée du bain.

Le bain ordinaire, est-il besoin de le rappeler, consiste dans l'immersion du corps humain dans une masse d'eau suffisante pour l'envelopper. Sous cette forme, le bain d'un adulte réclame deux ou trois hectolitres d'eau — quantité énorme, qui ne permet d'administrer de cette manière que des liquides d'un prix peu élevé. S'il fallait prendre un bain d'eau minérale, ou de mer, à 50 ou 60 lieues de la source minérale ou de la mer, le prix de revient d'un tel bain effraierait les personnes les plus riches.

Mais l'immersion dans une grande masse d'eau est-elle bien nécessaire pour produire les effets qu'on demande au traitement balnéaire? Ne peut-on remplacer, même avec avantage, l'eau stagnante de la baignoire par une affusion prolongée sous forme de poussière humide se répandant incessamment sur le corps et le pénétrant comme des aiguilles?

Eh bien, c'est ce que fait l'hydrofère. Il réalise une de ces pluies fines et pénétrantes qui mouillent jusqu'aux os; une de ces bruines salutaires que bénit le laboureur, parce qu'elle s'infiltre lentement et profondément dans le sol et va abreuver jusqu'au dernier filament des racines des végétaux ; tandis qu'il redoute ces pluies violentes et torrentielles qui dévastent les cultures et quelquefois les habitations.

En observant la nature, M. Mathieu (de la Drôme) a tiré parti de ses indications au profit du meilleur mode d'arrosement du corps humain, qui offre tant d'analogie avec les végétaux. Le triomphe de l'art n'est-il pas

d'imiter la nature dans ses meilleures œuvres
et de la perfectionner quelquefois.

Une goutte d'eau normale peut être brisée
mécaniquement et réduite en une infinité de
globules d'une extrême ténuité — tel est le
principe de l'hydrofère. — Il produit, avec
toute sorte de liquides, une poussière humide
portant en elle et distribuant sur le corps de
la personne baignée, non-seulement les substances solubles, mais encore les matières
pulvérulentes que le médecin aura prescrit de
mêler à l'eau du bain.

Et comme la dépense de liquide pour un
bain d'une heure par le nouveau système ne
s'élève pas au-delà de 3 à 4 litres, il arrive
que le malade peut, sans sortir de la ville où
il réside, se procurer à un prix modéré la
balnéation spéciale que son état réclame.

Mais, dira-t-on, quelle peut être la quantité
de matière médicamenteuse absorbée sur
3 ou 4 litres de liquide réduits en poussière et
mouillant le corps du baigneur pendant une
heure?

Si faible qu'elle soit, elle est suffisante et
plus grande peut-être que dans un bain ordinaire, où la couche *inerte* de liquide qui
touche immédiatement le corps du baigneur

est la seule pouvant exercer une action topique et fournir des matériaux à l'absorption. Tout le reste devient surperflu et constitue une dépense de liquide en pure perte. Il peut aussi arriver que la masse d'eau contenue dans une baignoire ne soit parfois qu'une gêne, notamment pour les organes de la respiration, quand ils sont trop délicats.

Dans un bain à l'hydrofère, pas de pression à craindre, et la couche très mince du liquide rendu *actif* par son état de division, couche incessamment renouvelée sur la surface du corps, y multiplie ses points de contact et pénètre le baigneur par tous les pores.

Au surplus, l'expérience, plus forte que tous les raisonnemens, a parlé; elle a dissipé tous les doutes qu'on pouvait concevoir, et il est arrivé qu'avec de faibles quantités de liquide, quelques bains à l'hydrofère ont produit des guérisons complètes, là où des masses du même liquide administrées en bain ordinaire pendant un temps fort long n'avaient donné aucun résultat.

L'appareil imaginé par M. Mathieu (de la Drôme) pour pulvériser les liquides et en imprégner le corps des baigneurs est d'ailleurs fort simple et fonctionne avec une grande régularité.

Le liquide (eau minérale naturelle, ou com-
posée) se trouve renfermé dans une boîte de
cuivre chauffée au bain-marie. Là il est brisé et
très finement divisé par un courant d'air entre-
tenu au moyen d'une soufflerie qu'un homme
fait mouvoir pendant toute la durée du bain.
Ainsi, comme le dit M. Hardy avec tant de pré-
cision et de justesse : « l'hydrofère reproduit le
phénomène de pulvérisation que l'on observe
près des cascades et des fontaines monumen-
tales, lorsque le vent souffle avec force. La
cause et l'effet sont absolument les mêmes. »

Le baigneur étant assis dans une grande
boîte de bois analogue à celles dont on se
sert pour les fumigations, le jet du liquide
divisé pénètre dans la boîte par un orifice
très étroit, s'élève obliquement en s'étalant et
se résout en pluie d'une excessive ténuité qui
arrose incessamment de haut en bas le baigneur. Une lunette pratiquée au couvercle de
la boîte permet d'avoir la tête en dehors, si
on le désire; mais peu de baigneurs usent de
cette faculté. Ils préfèrent se plonger tout en-
tiers dans le bain, ce qui n'a nul inconvénient et offre un grand avantage pour le
traitement des maladies qui s'étendent à la
face et au cuir chevelu.

Ces bains se prennent en toute saison et l'on peut en régler la température à volonté, en dirigeant des courans d'air chaud dans la boîte. « La nouvelle balnéation, dit M. Hardy dans son mémoire à l'Académie, n'a cessé de donner les résultats les plus satisfaisans, même au milieu de l'hiver le plus rigoureux. »

Résumons en quelques mots les avantages et le mode d'action du bain à l'hydrofère d'après le mémoire même de M. Hardy.

1° Il tient lieu, dans une certaine mesure, d'un bain *d'eau courante;* car le liquide coule incessamment sur toute la surface du corps du baigneur, détachant les matières étrangères et les secrétions adhérentes à la surface cutanée et les entraînant au fond de la boîte. Son action physique est comparable à celle d'une pluie de brouillard extrêmement fine et intense.

2° Il diffère de la *douche,* en ce que la percussion est incomparablement moins forte et convient mieux aux peaux délicates.

3° Il diffère du bain ordinaire *d'eau stagnante,* en ce qu'ici l'eau se renouvelle sans cesse.

4° Il diffère plus essentiellement encore du *bain de vapeur,* en ce que l'eau maintenue à l'état liquide, malgré son état de division, ne se trouve point dépouillée des principes fixes qu'elle contient et qui font la valeur des eaux minérales. Tout au contraire, si l'on mêle à l'eau du bain des matières insolubles, telles que l'amidon, ces matières se retrouvent sur toute la surface du corps de la personne baignée.

Mais ce qui est à considérer aussi, c'est que le nouveau bain n'affaiblit pas. Il produit plutôt l'effet opposé. Sous son influence, les chairs semblent acquérir plus de fermeté, les organes plus de vigueur.

L'honneur d'avoir importé le premier les bains à l'hydrofère dans la station thermale de Bagnères-de-Bigorre et d'en avoir conçu des applications thérapeutiques au moyen de l'eau sulfureuse de Labassère, revient à M. Soubies, propriétaire de l'établissement de Théas et de la précieuse buvette qu'il renferme. Grâces lui soient rendues pour son heureuse initiative ! M. Soubies n'a pas reculé devant des dépenses considérables afin de faire profiter sa ville natale d'un progrès marquant dans l'art balnéatoire, et de mettre à la disposition des médecins un puissant instrument de guérison qui s'adresse à une catégorie nombreuse d'affections, jusqu'ici trop souvent rebelles aux efforts de l'art. Dorénavant, on pourra prendre à Bagnères des bains sulfureux susceptibles de remplacer, dans bien des cas, ceux qu'on administre à Barèges, à Cauterets, à Luchon. Cet arrangement satisfera beaucoup de malades qui ne peuvent se transporter à ces stations reculées dans les montagnes, ou qui sont arrêtés par la question des frais.

FIN.

APPENDICE

─◦◦◦◦─

**Divers cas de guérison obtenue aux Thermes
de Bagnères-de-Bigorre par les bains de vapeur, seuls
ou accompagnés de frictions et de massage.**

──

Nous croyons être utile à nos lecteurs en
consignant à la fin de ce livre quelques attestations authentiques de guérison spontanément
délivrées par les malades des deux sexes,
reconnaissants d'avoir trouvé un remède à
leurs maux, remède aussi prompt qu'efficace,
dans l'usage des bains de vapeur, tels qu'ils
sont administrés à Bagnères-de-Bigorre.

On nous permettra seulement, pour abréger,
de ne reproduire ici que par extrait les témoi-

gnages conçus dans une forme trop prolixe. Un malade revenu à la santé aime à parler longuement de ses souffrances et des divers moyens qu'il a employés avant de parvenir à sa guérison. Au reste, les personnes qui seraient curieuses de connaître ces détails *in extenso* n'auront qu'à consulter les originaux des attestations, déposés entre les mains de M. Ballet, chef masseur de l'établissement thermal de Bagnères.

1. « Depuis 15 ans je souffrais d'un rhumatisme qui devenait chaque année plus aigu, plus douloureux, qui m'obligeait à marcher avec des béquilles, et contre lequel j'avais inutilement essayé les bains et les boissons minérales, les topiques, les frictions camphrées, etc. — Après 8 bains consécutifs au *vaporarium* de Bagnères, mes douleurs ont changé de place. Elles se sont portées aux articulations. Je me suis reposé quelques jours, puis j'ai repris une nouvelle série de bains administrés de deux en deux jours, et j'ai continué ainsi jusqu'au 32ᵉ bain, qui a finalement fait disparaître cette maladie si cruelle et si tenace.

» Je ne puis m'empêcher d'adresser mes remercîments les plus vifs à M. et à Mᵐᵉ Ballet pour les soins intelligents qu'ils m'ont donnés et qu'ils donnent d'ailleurs indistinctement à tous les malades qui fréquentent le *vaporarium*.

» Bagnères, le 2 août 1858.

» Signé : PHILIPPE, naturaliste. »

2. « Au mois de mars 1857 je fis une chute qui m'occasiona une luxation fort grave au genou gauche, et me priva longtemps de l'usage de ma jambe. Je ne pouvais plus marcher et j'étais menacée d'une ankylose. A chaque changement de temps, j'éprouvais à la partie affectée des douleurs intolérables, qui m'obligeaient très souvent à garder le lit. Cependant tous les remèdes que je faisais n'amélioraient pas ma position et je ne pouvais prévoir la fin de mes souffrances, quand on me conseilla les bains de vapeur. Je me mis entre les mains de Mme Ballet. Après les premiers bains, et surtout après le massage, j'ai éprouvé une amélioration sensible ; et en continuant ce traitement pendant quelques semaines, je me suis trouvée tout-à-fait guérie. Mais, pour rendre hommage à la vérité, je dois dire que les soins intelligents et empressés de Mme Ballet ont puissamment contribué à cet heureux résultat.

» Bagnères, le 26 août 1858.

» Signée : MARIE-JEANNE CHOPLIN, aubergiste. »

3. « Je, soussigné, déclare avoir été guéri
par les bains à vapeur de l'établissement thermal de Bagnères, d'une maladie d'estomac fort
grave, dont je fus atteint en 1839, à la suite
d'une éruption de sang à la peau. Les médecins
me traitèrent comme si j'avais la gale. Ils ne
réussirent pas même à me soulager. J'éprouvais des douleurs cruelles, des évanouissements,
des oppressions, etc. Mon mal empirait chaque
jour, au lieu de diminuer, sous l'influence des
traitements auxquels on me soumettait. Ce ne
fut qu'après avoir essayé des bains de vapeur
que je recouvrai la liberté de la respiration,
et l'usage des mêmes bains continué pendant
pendant quelques semaines me permit de
reprendre enfin d'une manière régulière les
travaux de ma profession. Auparavant il
m'était impossible de travailler plus de quatre
à cinq heures par jour. Ainsi, j'avais fait tous
les remèdes possibles, frictions, bains et boissons minérales, tisanes, purgatifs, etc. Rien n'a
pu dégager mon estomac que les bains de
vapeur, qui ont agi sur moi comme dépuratif
du sang et des humeurs. C'est à ces bains et à
l'usage de l'élixir du docteur Guillé, pris à l'intérieur, que je suis redevable de ma guérison.

» Bagnères, le 22 septembre 1858.

» Signé : LACASSIE, fabric⁺ de sabots. »

4. « J'étais atteint depuis deux ans d'une douleur rhumatismale qui me parcourait les reins, et en dernier lieu s'était fixée à la jointure intérieure de la cuisse gauche ; je ne pouvais marcher qu'avec beaucoup de peine, en me tenant courbé et en m'aidant d'une béquille. Deux applications de sangsues me soulagèrent un peu d'abord ; mais plus tard mes douleurs augmentèrent et l'on me conseilla les bains de vapeur. Ces bains m'ont tout de suite soulagé, et leur usage prolongé pendant un certain temps a amené ma guérison complète. Je dois à M. et à Mᵐᵉ Ballet un grande reconnaissance pour les soins qu'ils m'ont donnés pendant l'administration de ces bains salutaires.

» En foi de ce,

» Bagnères, le 7 juin 1859.

» Signé, JEAN OZUN, cultivatʳ à Hèches. »

5. « Je, soussigné, certifie qu'après une maladie de onze mois consécutifs, provenant des fièvres réglées et de rhumatismes qui m'avaient parcouru toutes les jointures, et après avoir fait inutilement toute sorte de remèdes je pris le parti d'aller à Bagnères-de-Bigorre et d'essayer les bains de vapeur qui m'ont

parfaitement réussi. M. Ballet me les a administrés pendant huit jours consécutifs, au bout desquels je me suis trouvé complètement guéri. Je remercie de tout mon cœur M. Ballet et l'établissement thermal de Bagnères, à qui je dois ma guérison.

» Bagnères, le 12 juin 1859.

» Signé : DOMINIQUE DAJAS,
» cultivateur à Burg, canton de Tournay. »

6. « Atteint depuis plusieurs années d'un rhumatisme très grave, je déclare avoir été grandement soulagé par les douches et bains de vapeur de Bagnères-de-Bigorre.

» Je suis heureux de pouvoir exprimer ici ma reconnaissance à M. Ballet, employé très capable, pour les soins intelligents et dévoués que j'en ai reçus.

» Bagnères, le 14 juin 1859.

» Signé : CASTELNAU, rentier, de Toulouse. »

7. « Je souffrais depuis depuis cinq ans de forts rhumatismes nerveux et je déclare avoir été complètement soulagé par une dizaine de bains à vapeur et quelques douches. J'étais

pris au point de ne pouvoir presque plus faire usage de mes mâchoires pour prendre quelque nourriture. Aujourd'hui elles sont revenues à leur état normal et j'ai recouvré l'usage de mes membres. Aussi me trouvé-je fort heureux d'avoir pu laisser mes béquilles à M. Ballet, employé fort capable de l'établissement thermal de Bagnères, et de lui témoigner toute ma gratitude pour ses bons soins.

» Bagnères, le 15 juin 1859.

» Signé : CLÉMENT DUSSAC, propre à Orleix. »

8. « Je certifie que depuis trois ans j'étais souffrant d'un rhumatisme articulaire, lequel ne m'a quitté qu'après 20 bains de vapeur que j'ai pris à l'établissement thermal de Bagnères, où j'ai laissé mes béquilles. Les soins de M. Ballet, masseur, n'ont pas peu contribué à ma guérison, et je l'en remercie.

» Bagnères, le 2 juillet 1859.

» Signé : LABRUNERIE, industriel,
» demeur¹ à Tours, 49, rue St-Maurice. »

9. « Mᵐᵉ L. Leschenault du Villard, de Bagnères, est restée alitée pendant onze mois sans pouvoir même remuer les jambes. Grâces aux douches froides de l'établissement thermal

et surtout au massage pratiqué par M. et
Mme Ballet, elle est revenue complètement à la
santé, et se sert de ses jambes comme si elles
avaient toujours été dans leur état normal.

» Je rends témoignage aux bons soins et au
dévouement de M. et Mme Ballet pendant les
trois mois qu'ils ont soigné ma femme.

» Cette attestation constatant la guérison
radicale d'un cas notoire à Bagnères, leur est
donnée pour leur renouveler mes sentiments
de reconnaissance et d'amitié.

» Bagnères, le 4 mai 1860.

» Signé : L. LESCHENAULT, avocat. »

10. « Je, soussigné, certifie avoir obtenu une
guérison radicale par les bains de vapeur de
Bagnères, et m'être aussi délivré d'un rhumatisme qui m'avait fait marcher longtemps avec
des béquilles.

» Bagnères, le 3 août 1860.

» Signé : F. ANGLADE,
» charcutier à Aspin, canton d'Arreau. »

11. « Je, soussigné, déclare que depuis trois
ans j'avais une ceinture rhumatismale autour

des reins, et que parfois les douleurs se faisaient sentir aux cuisses et même au ventre. Cinq bains de vapeur pris à différents intervalles, à l'établissement thermal de Bagnères, m'ont tout à fait dégagé, et je me regarde comme entièrement guéri, en me promettant toutefois de reprendre ces bains de temps en temps par mesure de précaution.

» Bagnères, le 20 juin 1861.

» Signé : A. CUILHÉ, cultivateur. »

TABLE DES MATIÈRES.

CHAPITRE III.

LES BAINS PUBLICS ET PRIVÉS CHEZ LES ROMAINS. — Description, détails historiques........ p. 27 à 44

CHAPITRE IV.

PARALLÈLE, OU COMPARAISON ENTRE LES BAINS ROMAINS ET LES BAINS RUSSES............ p. 45

CHAPITRE V.

LES BAINS ORIENTAUX, EGYPTIENS. — Description, détails............................. p. 51 à 56

CHAPITRE VI.

CHAPITRE VII.

CHAPITRE VIII.

CHAPITRE IX.

CHAPITRE X.

CHAPITRE XI.

APPENDICE.

FIN DE LA TABLE.

Bagnères. — Imprimerie Dossun, place Napoléon.

www.ingramcontent.com/pod-product-compliance
Lightning Source LLC
Chambersburg PA
CBHW062035200326
41519CB00017B/5049